我和变态反应的故事
——过敏真相

王学艳◎著

北京科学技术出版社

图书在版编目（CIP）数据

我和变态反应的故事：过敏真相 / 王学艳著. —
北京：北京科学技术出版社, 2023.11
ISBN 978-7-5714-3344-4

Ⅰ. ①我… Ⅱ. ①王… Ⅲ. ①变态反应病—诊疗
Ⅳ. ①R593.1

中国国家版本馆CIP数据核字(2023)第205216号

文字编辑：钟志霞
责任编辑：尤玉琢
责任校对：贾　荣
图文制作：申　彪
责任印制：吕　越
出 版 人：曾庆宇
出版发行：北京科学技术出版社
社　　址：北京西直门南大街16号
邮政编码：100035
电　　话：0086 - 10 - 66135495（总编室）　　0086 - 10 - 66113227（发行部）
网　　址：www.bkydw.cn
印　　刷：三河市华骏印务包装有限公司
开　　本：710 mm × 1000 mm　1/16
字　　数：220千字
印　　张：10.75
版　　次：2023年11月第1版
印　　次：2023年11月第1次印刷
印　　数：0～20000
ISBN 978-7-5714-3344-4

定　　价：49.00元

著者简介

王学艳，女，主任医师，首都医科大学附属北京世纪坛医院变态（过敏）反应中心主任，国家临床重点专科项目负责人、首都医科大学附属北京世纪坛医院"领军人才"。兼任中华医学会第二十五届理事会理事，中华医学会变态反应学分会第六届委员会副主任委员，中国医师协会变态反应医师分会常务委员，中国医疗保健国际交流促进会过敏医学分会第一届副主任委员、副会长，中华医学会北京分会过敏（变态）反应学分会第二、第三届主任委员，北京医师协会变态反应专科医师分会副主任委员、副会长，*JACI* 中文版第一届副主编等。

从事临床工作 50 年，研究方向为食物过敏、花粉过敏、过敏相关疑难病、过敏性疾病"五位一体"精准防控策略。擅长治疗过敏性鼻炎、过敏性哮喘、过敏性皮炎、过敏性紫癜等疾病，尤其对偏头痛、儿童多动症（注意缺陷多动障碍）、儿童抽动症（抽动障碍）、夜尿症、溃疡性结肠炎、慢性腹泻等过敏相关疑难病的治疗有丰富的临床经验。引领首都医科大学附属北京世纪坛医院变态反应科从院内重点专科、院内特色学科发展为国家临床重点专科、国家级变态反应专业临床药理基地，并连续 6 年进入复旦版《中国医院专科声誉排行榜》变态反应专科榜单前十名。牵头创建了过敏性疾病"五位一体"精准防控体系，提出了过敏性疾病防治的新模式，获得同行的广泛认可，相关项目被多地政府列为重点关注民生项目之一。

主编《食物过敏诊疗与病例分析》《中国北方植物花粉调研——花粉形态及花粉过敏疑难病例》，副主编专著2部，参编专著3部。1999年率先在国内开展了螨变应原注射液的特异性免疫治疗；2005年率先在国内开展舌下特异性免疫治疗；2008年率先在国内开展类变应原的特异性免疫治疗。

序 一

　　人类对异物（包括体外异物及某些体内异物）的反应既是与生俱来的，又是在漫长进化过程中逐渐形成的态势和能力，以此保护自体、减少伤害、维持健康，甚至形成"记忆"而终身获益。但部分人由于遗传因素导致免疫系统对异物的反应过度、"小题大做"，而引起人体常态的改变，这种现象称为变态现象，它可以引发疾病，甚至导致死亡。

　　王学艳教授从医数十年，对变态反应事业倾注了大量心血，从一个基层的变态反应医务工作者，成长为我国变态反应领域颇具影响力的专家。她具有丰富的临床经验，诊治过数万各类变态反应性疾病的病例，其中很多病例既有科研价值，更有深远的社会意义。

　　《我和变态反应的故事——过敏真相》一书从患者的感受和医者的感悟出发，揭示了变态反应性疾病的复杂性和普遍性，更重要的是说明了变态反应性疾病存在广泛的误诊、误治，尤其是在基层，这给患者和其家庭造成了巨大的经济负担。究其缘由，有基层医务人员对变态反应专业知识认识不足的因素，更多的是患者对变态反应性疾病的认知匮乏。

作者把自己诊治的 50 个典型病例，通过生动活泼的故事形式、通俗易懂的语言展现给读者，但这不仅仅是就诊故事，还包含许多发人深省的内容。目前全球变态反应性疾病的发病率逐年上升，有 20% ~ 40% 的人深受变态反应性疾病困扰，我国也有数亿患者。由此可见，变态反应性疾病不是小问题，宣传和普及变态反应相关知识意义重大，势在必行。

是为序。

中国工程院院士
美国医学科学院外籍院士
法国医学科学院外籍院士
2023 年 11 月 11 日

序　二

　　我与王学艳主任相识多年，受邀为本书作序，感到非常荣幸。作为多年的朋友，我知道她一直有个心愿，就是把自己从医数十年遇到的所有典型的、有教育意义的病例分享给大家，尤其是仍在受变态反应性疾病困扰的患者朋友，以解除他们曲折求医之路中常感无所适从的困境。学艳主任对每一位患者都像对自己的亲人或朋友一样，因为她知道每一位患者的背后都是一个家庭，她希望每一位患者的就医历程能少些弯路、少些磨难，这也是医者的大爱。

　　学艳主任对变态反应事业饱含热爱，多年来，我跟随她下基层、到边疆，走进多个全国贫困县，见证她亲手画蓝图、建学科，培养基层变态反应专业人才，不断传播变态反应知识。她为我国变态反应事业的发展无私奉献了 50 载，而今青丝变白发，仍活跃在一线，我钦佩学艳主任大爱无疆的医者情怀和敬业奉献的"匠人"精神！可以说，学艳主任是领航者，我是追随者。

　　本书通过 50 例患者的就医故事，既呈现了变态反应性疾病的复杂性，又揭示了其背后的大众缺乏变态反应相关知识的现状。本书既有科学性，又饱含医者仁心，其中的故事让人深有感触，是一本难得的医学科普书。我知道学艳主任期望通过此书的传播让医者再多一点对变态反应性疾病的重视，让患者再多一点对变态反应相关疾病的认知，让大众再多一点对变态反应学科的理解。只有这样，那些饱受变态反应性疾病折磨的患者才会少一点痛苦。

　　我希望广大读者朋友，通过阅读此书，能了解学艳主任精心挑选的病例背后的故事，并把本书推荐给更多需要它的朋友和亲人，让他们在未来的就医过程中，少走弯路，少些痛苦。我想这也是学艳主任写此书的初心，同时也希望能有机会拜读她的下一部著作，期待后续更多的精彩。

首都医科大学附属北京儿童医院皮肤科名誉主任、博士研究生导师

中华医学会变态反应学分会常务委员兼秘书长

中华医学会北京分会过敏（变态）反应学分会候任主任委员

2023 年 11 月 11 日

前　言

　　从医 50 载，诊治过敏相关患者数万例，一路走来，我从一个普通的农村"赤脚医生"逐渐走上国际讲坛，感触良多。

　　1973 年，我成为一名"赤脚医生"，连续 5 年背着药箱走遍千家万户，在农村开展防病治病工作。现在回想起来，当时遇到的许多疾病都可能和过敏有关。比如一些中青年人，一到春天就眼睛红、痒，打喷嚏，皮肤痒；入伏后遇潮湿天气就会咳嗽、喘息；夏秋季玉米、高粱开花时走到田间也会发病；有些人吃大蒜、黄豆会起荨麻疹。那时候，我只是根据患者的症状，遵照药品说明书对症用药，从来没想过食物、花粉、霉菌、尘螨等与过敏的关系。

　　1977 年，我被选送到通辽市卫生学校"社来社去"学习班学习，1978 年回到农村继续从事"赤脚医生"工作。这一年的学习对我的影响颇深，也让我明白了很多道理。1978 年 9 月，我考入了哲里木盟医学院医士班继续深造。1981 年，我被分配到通辽市妇婴医院，从事儿科诊疗工作。

我在临床工作中仍常见到很多找不到真正病因的过敏患者，治疗一直陷在误区之中。比如，为什么很多鼻炎、哮喘患者服用抗组胺类药物效果明显？我认为这其中可能有过敏因素，那过敏原又是什么呢？因此，我决定深入学习，先到长春的白求恩医科大学耳鼻喉科进修1年，又在我国变态反应专业前辈董震教授指导下学习了3个月有关变态（过敏）反应的知识，此时我对变态反应性疾病有了一定的了解，但也仅限于知道鼻炎、哮喘与过敏有关，而对过敏与食物的关系仍认识不足。

从长春学习回来后，医院专门为我建立了变态反应门诊，成员开始只有我和1名护士。我的第一位患者是这名护士的父亲，他在秋季鼻炎加重，常年有皮疹。通过过敏原筛查，他被诊断为对蒿属花粉过敏和对部分食物过敏。我让他忌口致敏食物4天，皮疹就一直没有再出现。

之后，他又介绍了新的患者来治疗过敏性鼻炎，效果也非常明显。有的患者给报社投稿了一篇文章，呼吁患有久治不愈的鼻炎、哮喘、荨麻疹以及原因不明疾病的患者到妇婴医院筛查过敏原。从此，变态反应门诊门庭若市，又增加了3名医生、1名护士，成立了变态反应科。因为妇婴医院没有皮肤科、耳鼻喉科、呼吸科，所以只要有这方面症状的患者都会来筛查过敏原，这让我进一步提高了对很多疾病的认识，了解了这些疾病与过敏反应间的相关性，丰富了我的知识。

还有一个让我印象深刻的患者，他患有过敏性鼻炎15年，筛查过敏原后发现对霉菌、尘螨、鸡蛋、虾、蟹过敏，经忌口及特异性免疫治疗，第2个月来复诊时症状明显减轻。他说："我这泌尿系统感染的毛病15年了，尿频、尿急、尿痛，一咳嗽就尿裤子。北京、长春、沈阳我都去过，治疗没什么效果。各种消炎药、特效药我都用遍了，也没有效，没想到治疗过敏性鼻炎，反而把泌尿系统感染也治好了。"他特别高兴，还带来4个香瓜感谢我。这时一位正在进行特异性免疫治疗的患者说："王主任，我也向您报告一个好消息。我在长春做了阑尾炎手术，已经3年了，手术切口一直不愈合，切刮4次了，始终长不上。自治疗过敏后，3个月不吃鸡蛋，切口竟然长上了。"还有一位患者来进行特异性免疫治疗，他也说："我对尘土过敏，特异性免疫治疗后，不但鼻炎减轻了，全身乏力的症状也没有了。"

以前对于找我看病的患者，看鼻炎我就问鼻炎的症状，从不关心其他症状。自此以后，对每一位患者我都会留心多问下有没有其他症状，将治疗前后的情况对比一下，就可以验证患者的疾病是否和过敏有关。这让我真正认识到变态反应性疾病是一种全身性疾病，涉及临床多个学科、多个系统、多个器官。对于变态反应性疾病，规范的过敏原筛查、详细的病史询问最重要。

基于从1984年开始总结的42例偏头痛和14例溃疡性结肠炎患者的病例资料，我在烟台召开的由北京协和医院主办的学术会议上做了分会发言。讨论时，有些专家很赞同我的观点，当然也有反对的声音，一位耳鼻喉科的教授提问："溃疡性结肠炎可能与过敏有关？有肠镜检查结果吗？"我说有，他没再继续问。又有人提问："偏头痛和食物过敏根本就是不相关的事情，你是如何诊断出42例患者的偏头痛和食物过敏有关系呢？你怎么来证明？食物通过什么方式、发病机制来影响神经系统？"我回复："通过给患者做过敏原筛查，并根据食物过敏原筛查阳性结果，让患者忌口做食物日记，并且反复地试吃以确定是否发病，患者吃了就发病，停了就好转，不吃不发病。"他反驳说那是偶然的。我说："1例、2例是偶然，6年间我发现了总计42例患者都是这种情况，这难道都是偶然吗？"但他一直坚持说食物不会引发头痛。正好北京协和医院叶世泰教授也在场，他说："食物是可以引起偏头痛的，我吃了虾就头痛。"

这下为我解了围。当时我心里很郁闷，但也真正认识到无论是从事临床还是科研工作，都要认真求实、脚踏实地，才能经得住检验。

这些故事发生在 30 多年前，当时人们普遍对变态反应性疾病认识不够深入。可是现在不同了，我们对食物过敏有了越来越深入的认识和理解。目前该方面的研究也已成为热点。

在我的从医生涯中，我曾遇到过很多患者，有的由于错误的治疗酿成了家庭的悲剧，有的因过敏而倾家荡产、伤残，甚至死亡。

本书涉及的少数病例时间较为久远，是通过努力回忆后记录的，非常珍贵，也可能会有不准确的地方。撰写本书的目的是通过这些具有代表性的患者故事让大家进一步了解变态反应性疾病是一种全身性疾病，涉及多个学科，久治不愈的疾病有可能与过敏相关。希望本书能给予医务工作者启示，使广大读者有所收获。希望大家重视过敏，避免走入治疗的误区。

在本书编写过程中，国内、外同行给予了大力支持和帮助，在此表示衷心的感谢。同时感谢本书文字整理秘书宁慧宇，文字校对王洪田、陈艳蕾和于睿莉，以及陈力嘉、郑凯莉、高帆对个别病例的文字整理。

王学艳

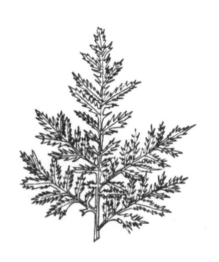

目　录

1 / 她为什么患上"精神分裂症"

6 / 头痛 10 年倾家荡产

10 / 花粉致死

14 / 母女不能相见

17 / 心脏过敏

20 / 患多动症的男孩

24 / 13 岁女孩的症状是过敏吗

26 / 有家不能归，谁之过

29 / 2 小时解密 20 年怪病

34 / 眼屎多、口臭 20 多年

37 / 过敏与"尿炕精"

39 / 精液过敏的故事

41 / "未见异常"的怪病

43 / 最后的遗书

47 / 麻雀飞来他失语

49 / "返老还童"，判若两人

52 / 重症"心肌炎"的反转人生

55 / 新婚之夜丈夫进病房

58 / 主人病情加重，家中小狗偷偷流泪

60 / 久治不愈的腹泻

63 / 想爱不敢爱

65 / 突然的身痒

67 / 女孩为何总"夜惊"

69 / 恼人的"节日病"

71 / 他的绰号真恶心

73 / 阴囊水肿，支起铁架

75 / 术后 8 年切口不愈，医院竟然没有错

78 / 她背对丈夫偷偷流泪

80 / 恼人的瘙痒

82 / 生命历险：两粒腰果险些丧命

84 / 不幸的花季少女

87 / "癫痫大发作"30 年

91 / 26 年腹泻，罪魁祸首是啥

95 / 高三学生欲做肛门闭锁、腹壁造瘘手术放弃高考，结局怎样

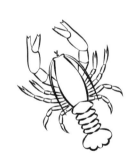

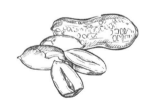

100　/　都是尘螨惹的祸

103　/　药"去"病除

105　/　是"癫痫"还是"儿童多动症"

109　/　皮肤瘙痒彻夜难眠

112　/　对岳父"过敏"

115　/　最贵的一束百合花

118　/　被冤枉的婆婆

120　/　接吻过敏

123　/　重现的笑容

126　/　扑朔迷离的"食物过敏"

130　/　我帮她解除了困扰 30 年的"紧箍咒"

133　/　头痛 12 年，病因何在

135　/　查不出的疾病

140　/　视力严重下降的"罪魁祸首"

143　/　对妻子的气味过敏

146　/　霉菌致死

149　/　后　记

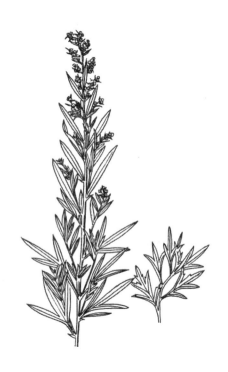

她为什么患上"精神分裂症"

2018 年 9 月 25 日我出门诊，一位 18 岁的外地女孩由母亲陪同走进我的诊室，女孩身高不到 1.6 米，体重约 100 千克。她瞪着两只眼睛，眼神里充满愤怒的情绪，胸前挂着手机，手机壳上有四个字——"生人勿扰"。女孩说："我在网上看到您治好了很多与过敏相关的疑难病，我也到您医院的网站浏览、学习了下，最后才下定决心找您看看。父母都说我胡思乱想。王主任，我好不容易才约上了您的号，请您给我好好看看。"

母亲说："好姑娘，我单独和医生说几句话，你先出去。"女孩真的出去了。母亲继续说："我家孩子是精神分裂症，精神病院的入院通知单都开了，准备去做治疗，去晚了就住不上院了。可是她不去，非想找您看，我们不得不依她。一会儿您开点药就行。"女孩在门外听到了我们的对话，冲进诊室喊道：

"妈，我告诉你，我这个病都被你耽误了，我不是精神病，我不去！我到好多家医院看病，你都不让我说一句话。"母女俩吵了起来，女孩哭泣不止。

我觉得女孩说话条理清晰，于是请母亲先出去，我单独和女孩详细交流了一下。女孩说："我从小容易感冒，经常鼻塞、流涕，时有皮肤瘙痒。9岁时症状稍加重，吃苹果、芒果、桃后口唇痒。12岁时症状又加重，每年7～9月出现困倦乏力、气短、呼吸困难、注意力不集中，学习成绩也开始下滑；但到了10月症状会减轻。老师和父母都认为我是青春期叛逆，不爱学习、装病。我特别生气，我想好好学习，可就是打不起精神。15岁初三时，学习压力大，出现睡眠障碍、烦躁、情绪易激动、注意力不集中，多次出现晕厥，每次晕厥持续15～20分钟，平时意识清但不想说话，有时会四肢抽搐、肢体麻木，无大、小便失禁，春、秋两季发作频繁。我都这样了，我妈还一直认为我是装病，学校也劝我退学。当地医院诊断为癫痫大发作，住院治疗两个半月不见好转，先后多次到北京三甲医院的精神科、内分泌科、心理咨询门诊就诊，按精神抑郁症治疗不见好转，而且越治越严重，天天想睡觉，体重逐渐增加。我身边没有知心朋友，同学们也不常与我交流，爸妈经常教育我，不要再装病了，要好好学习。看了精神科后我的症状更重了，又因受到同学们的排挤、家人也不理解，我曾多次尝试跳楼、割腕。后来我又去了多家医院就诊，曾被诊断为精神分裂症、人格边缘化、抑郁症、躁狂症、社交恐惧症，长期应用丙戊酸钠缓释片、富马酸喹硫平片、盐酸米那普仑片、米氮平片治疗，体重从 56 千克增加到 100 千克。我一直认为自己不是精神病。有一家医院曾诊断过敏性鼻炎，用孟鲁司特钠片治疗 12 天，精神症状加重，进入精神科治疗后症状稍缓解。"

女孩的语言表达能力较强，思路比较清晰，通过详细询问病史，我初步判断女孩的病有很大概率和过敏有关，因为发病有明显的季节性，多在春、秋两季，所谓的"癫痫大发作""躁狂症"发生在 8 月份，此时正是致敏原蒿属、藜科的花粉大量出现的时期。我为女孩做了过敏原筛查，过敏原皮肤点刺试验结果显示蒿属花粉呈"++++"（有伪足）、藜科花粉呈"++++"、桦树花粉呈"++++"。总 IgE 为 568.00 KU/L。血清过敏原特异性 IgE 检测显示艾蒿 116.00 KUA/L（6 级）、藜科 5.43 KUA/L（3 级）、白桦树 10.24 KUA/L（3 级）。

通过过敏原筛查，结合病史，我初步诊断是花粉症和特殊类型的严重过敏反应，给予治疗方案：①心理疏导，采取预防措施（戴口罩），减少外出，忌食苹果、芒果、桃；②抗抑郁药减量，从 4 种减为 1 种；③口服盐酸西替利嗪片。

2周后复诊时，患者精神状态良好，体重下降了3千克，继续给予特异性免疫治疗，既往严重症状没有再发生。

Tips 提 示

花粉症是变态反应科常见的疾病。在中国，南方以对尘螨过敏为主，北方以对花粉过敏为主。这个故事中的女孩从9岁开始过敏，却一直接受着错误的治疗，鼻塞、流涕被误认为感冒。花粉期的困倦乏力、注意力不集中，是不常见的过敏症状；癫痫发作样症状被误认为"癫痫大发作"，而这是花粉症引起的特殊类型的严重神经系统症状之一。

由于误诊、误治，老师、家长的误解，以及同学的排斥，女孩自尊心受到了伤害，最终导致精神问题，失去了生活的信心，出现割腕、跳楼等自残、自杀行为。多方面的因素导致了这个严重后果，给女孩造成了沉重的心理负担，也使家庭背负了沉重的经济负担。由于当时的医生缺乏对变态反应性疾病的认识，女孩没有接受正规的检查和治疗，最终造成了严重的后果。变态反应性疾病不但影响了女孩的身心健康，使女孩生活在痛苦、悔恨、仇视之中，而且使女孩不可挽回地失去了最美的青春年华。

现实生活中不知还有多少类似的误诊、误治病例。因此，我强烈呼吁各级主管部门高度重视并快速发展变态反应学科，培养大批变态反应专业人才，全面提升各级医疗机构对变态反应性疾病的综合诊疗服务能力，加强对百姓的科普宣教，全面增强大众对变态反应性疾病的认识，尽早走出治疗的误区，实现由治疗为主向预防为主的转变。希望以后不再有类似的误诊、误治事件发生。

头痛 10 年倾家荡产

2004 年 10 月某日的 7:40，1 位外地的王先生由 4 个人抬着，准备住院做听神经瘤手术，在我的诊室里暂等，但上午 10 点多了，一行人还坐在我的诊室里。于是我询问："怎么还不快点去住院。"王先生的叔叔说："我们带的钱不够，他媳妇在筹入院押金。这么多年来，我们这些近亲的钱都拿来给他治病了，实在是没钱了。"

10 年前，王先生是个小工头，承包水泥瓦匠活，日子过得很好，是当时村里的首富。生病后家里的 20 来万存款都花光了，但因为他平时乐于帮助别人，刚开始亲友们、乡亲们都主动地借给他钱。最近 4 年来他逐渐丧失了劳动能力，严重时大小便都要媳妇护理。两个孩子都还未成年，书也都不念了，一心想着出去打工挣钱给父亲看病。他多次跟媳妇说："我这病不能治了，不要再治了，放弃吧。你再去找个好人家。你现在就是把我们这破房子卖了，也治不好了。"他先后多次劝媳妇改嫁，承诺会给她签字离婚。但他媳妇特别好，不愿意放弃，说他是家里的顶梁柱，不能失去他，死也要死个明白，一定要到北京的大医院看看。

乡亲们知道王先生要去北京看病，都觉得他是没救了，这次去北京，肯定是有去无回。

王先生家中还有 80 多岁的父亲和母亲，父亲脑血栓瘫痪在床，母亲为了儿子不断求神拜佛，整日以泪洗面。

这时我发现，王先生坐在我诊室里不停地揉鼻子，我问他："你怎么了？感冒了吗？"他不回答我。他的叔叔说："他耳聋听不见，打雷有时候都听不见。你要跟他说话，得趴在他耳边大声喊。原来不这样，这几年越来越严重了。医生你说，他这病可真怪。这么个大体格，4 年了，什么活也干不了。上园子摘个西红柿就感冒，喷嚏不止，尤其是在高粱、玉米开花的季节，到了田间地头没等干活呢，就突然出现很严重的感冒症状，有时甚至像要死过去一样，气都要喘不动了，还得把他用驴车拉回来。春节前扫房顶，不让他干，他非要拿笤帚扫两把，可还没等扫呢，就不停地打喷嚏，鼻涕、眼泪都出来了。"

我一听这不是过敏性鼻炎的症状吗？于是我详细询问了王先生的病史，得知他 10 年前开始出现头痛，头痛发作时伴视物模糊、恶心，有时伴呕吐，每月发作 1 ~ 2 次，口服止痛药、休息后可缓解，此时未影响他的劳动。后来他的症状逐年加重，频繁发作，长期反复"感冒"，只是打喷嚏、流鼻涕，但不发热也不咳嗽，全身无力，整天躺在炕上，头痛多在饭后发生。这么多年一直在当地农村诊所以及县级、市级医院和邻近的省、市医院检查治疗，也用过一些偏方。他曾被诊断为神经性头痛、颈椎病、感冒，中医诊断为肾虚，多方治疗都没有效果。最近 4 年头痛症状加重，"感冒"发作更频繁，听力下降越来越明显，有时甚至听不到声音。

我高度怀疑他的症状和过敏有密切关系，我看了一下他的头部、颈部的 CT 检查报告：怀疑听神经瘤，建议手术治疗。我让王先生做了一个加急 CT 检查。拍完片子以后，CT 室的主任打电话说："王主任，告诉你个好消息，这个患者的颈椎、头部没什么问题。"我特别高兴，中午我们全科医务人员没有休息，免费给他查了过敏原，做了过敏原皮肤点刺试验和血清过敏原特异性 IgE 检测，检查结果显示对尘土、尘螨、蒿属花粉、大米、猪肉、大豆过敏。检查结果与病史相符，证实了我的判断。请中医科冯兴中会诊后开了 3 剂调节免疫力的中药，并嘱他开始忌口，口服氯雷他定片，同时进行尘螨、蒿属花粉特异性免疫治疗。王先生第 2 天听力开始好转，第 3 天已能在我们医院的后花园里溜达，第 4 天在家人陪同下高高兴兴地坐上火车回家了。

王先生的故事深深感动了《健康之路》的记者，2005 年 3 月 26 日 CCTV-2 请我做了一场现场直播，这期节目的题目是"致命的懒病"。节目播出后社会反响非常好，百姓对变态反应性疾病的认识进一步增强。后来，记者又亲自到王先生的家中进行了实地采访。

经过系统治疗，王先生再未出现那些症状，又当起了小工头，家里的日子也越过越好。儿子参军了，女儿做服务员，全家人脸上重新洋溢着幸福的笑容。

Tips 提 示

这个故事告诉我们，千万不要把过敏性鼻炎误认为感冒。发热是感冒的常见症状之一。感冒通常表现为鼻塞、打喷嚏、流鼻涕，多伴发热、肌肉酸痛、咽痛，病程短，一般 3 ~ 7 天可自愈，最长也不超过 2 周。而过敏性鼻炎多不伴发热，且病程长，同一症状每年反复出现，比如花粉过敏有明显的季节性。头痛也是一种症状，很多疾病可引起头痛。食物过敏引起的头痛多在饭后发生，与进食某种特定的食物有关。听力下降也可能与食物过敏引起的分泌性中耳炎有关。

花粉致死

故事发生在 1984 年 8 月 7 日，至今已过去了 39 年，但我对这件事记忆犹新。

我的一位患者，初来我门诊时 56 岁，她从记事起身体一直虚弱，每逢季节交替就频繁出现感冒症状，到了 9 月下旬就不治而愈。她的主要症状是眼痒、鼻塞、打喷嚏、流清涕，多于春、秋季发病，一直按感冒治疗，症状逐年加重。尤其就诊前的几年，一到立秋症状马上加重，喘憋、气短、呼吸困难，眼部红肿，流清涕，包内长期装有纱布擦鼻涕。过敏原筛查提示为对春季花粉、蒿属花粉过敏，患者坚持特异性免疫治疗，1 年后症状明显减轻，此后一直在进行特异性免疫治疗。

1984 年 8 月 7 日立秋当天，她感觉稍有鼻痒，和孩子们说："今天我去找王大夫开点药，我的鼻炎又有点症状了。回来给你们买肉包饺子吃。"可不知为什么，她上午 8 点离家，晚上

8点还没回来，人去哪儿了？那时电话还没有普及，父子4人分别到亲戚家找，也没有找到。后来亲戚也一起帮忙到处找。第2天一早，患者的儿子来问我："王主任见到我妈了没有？她说到您这来开药的啊。"我根本没有见到她，就告诉他患者没来。患者的儿子坚持说他的妈妈肯定来找我开过药，质问我怎么人就不见了，让我好好想一想，到底见没见到她，是不是在隐瞒什么。我对这位患者很熟悉，特异性免疫治疗配合得特别好，效果也不错，但昨天我根本没有见过她。此时我想起了另一位患者，昨天晚上我正准备下班，他气喘吁吁地跑进来说："王主任给我开点药，不好意思耽误你下班了。今天特别倒霉，我路过菜市场，看见一个车，农民刚卸下一大堆香瓜，想顺便买点也给你们尝尝。大家都在挑瓜，有一个女人却趴在瓜堆上。一开始，有人说她不自觉，别人都蹲着挑，就她趴在那儿，太自私了，后来，人们发现她一动也不动，有一个人去拽了一下，她依然不动，再看，人已经死在瓜堆上了，手里还抓着一大把蒿草。于是我们马上报了警，我们11个人都去公安局了。"想到这儿，我马上对患者儿子说："昨天临下班时，有一位患者说有一个女人死在菜市场瓜堆上了，送进了市医院太平间，若实在找不到人，就到那儿去看看吧。"

7天后患者的儿子戴着孝布到医院来，我一看就知道他母亲去世了。趴在瓜堆上、手抓一大把蒿草去世的人，就是那位患者。

她为什么发病症状不严重，却去世了呢？因为她对蒿草花粉过敏，瓜堆上盖着一大堆厚厚的盛花的蒿草，大家都在挑瓜，抖动了蒿草，她片刻内接触了大量的花粉，吸入了过多的致敏性较强的过敏原，导致哮喘急性发作，出现呼吸困难，窒息而死亡。

之后，我联系了当地的记者并在报纸上发表了一篇报道，建议诊断为花粉过敏的患者远离花粉，花粉期到来时提前3天用药，减少外出。那时还没有普及戴口罩、防护眼镜等防护措施。

我在通辽工作期间，还听说有一个人从小身体不好，一到秋天割草时就感冒，流涕不止，后来在割草时去世了。好好的一起去了14个人，只有他干着活突然倒在了地上，大家以为他累了在休息，过了1个小时才发现已经去世了。还有一个人，他是冬天没事，一到夏天就"感冒"，8月份的一天，他骑着驴路过蒿草地时，没几分钟就死了。我没见过这些人，他们也没有查过过敏原，但从这些说法看，不能排除"花粉致死"的可能。

Tips 提 示

　　没有从事变态反应诊疗工作的人，可能无法体会到花粉过敏的严重性。关于每年有多少人因花粉过敏而死亡，目前我国还没有确切的统计数据。因此，我国应加快发展变态反应学科，加强花粉监测工作，进行致敏花粉浓度播报，为百姓出行和医生对花粉过敏的诊疗提供科学依据。培养变态反应学科人才，加强对百姓的科普宣传，将治疗为主转向预防为主，治未病之病，可避免过敏原致死等严重后果的发生，大大减少类似悲剧。

母女不能相见

　　一位 65 岁的女性离休老干部，被诊断为冠心病 26 年，经常因心脏病发作到医院急诊科抢救。她犯病时挺吓人的，表现为心前区和胸骨后压榨性疼痛、气短、呼吸困难、四肢发凉、口唇青紫、血压下降、视物不清，若抢救不及时随时都有生命危险。因有冠心病，她在离医院不到 100 米处买了一套房子，医院急诊科医护人员对她都特别熟悉，她一发病就打电话，医院马上准备好抢救措施。

　　她每次发病都和她女儿有关，并且每次都会出现休克的早期症状，都要送去医院抢救。有人说女儿的属相和她的相克，后来她把女儿过继给了女儿的叔叔。此后女儿很少回家，患者也基本不发病了。她平时打扫卫生、开空调时也会有点鼻塞、打喷嚏、流涕，因此很少干家务活，也不开空调。

　　2005 年 3 月 26 日我在 CCTV-2《健康之路》节目做直播，她看到"致命的懒病"那一期，发现节目里的患者有很多症状和她很相似，比如一接触尘土就出现打喷嚏、流鼻涕的症状。她想，自己的病是不是也和过敏有关呢？她尝试性地口服了一片马来酸氯苯那敏片，心脏舒服多了，于是她高兴地告诉女儿，"我的心脏病和你没关系，可能是和过敏有关系。吃药后，我的心脏好多了，你赶紧回来吧，陪我到北京去世纪坛医院变态反应科看看吧。"

女儿刚进屋就抱着母亲开心地说："老妈，我终于可以回家了！"就在母女拥抱高兴之时，患者突然两眼发直、人事不省、晕倒在地，同时出现了尿失禁。女儿立即叫了救护车，强忍着泪水说："妈妈见我就犯病，送医院我就不去了，我还是远离她吧。"急救人员立即为患者注射了肾上腺素和地塞米松，火速将她送到医院。因抢救及时，患者脱离了危险，回到了家中，而女儿只能把自己关在小屋子里。第2天她们准备来北京，但女儿往身上喷了点儿香水，患者闻到后又发病了。没经医生诊断，女儿自己通过细心观察认为母亲应该是对香水过敏，于是女儿扔掉了所有的香水，从此母亲没再发生过类似情况。患者内疚地对女儿说："原来是妈妈本身的原因导致的过敏，一直以来错怪你了。"女儿自从18岁过继给叔叔，住在同一个城市，却多年不能与母亲相见，着实令人唏嘘。

后来女儿陪她到医院检查，证实了是对香水过敏，经检查过敏原有尘土、尘螨。我们为患者制订了诊疗方案，尽量避免接触香水或与香料相关的食品、物品，注意做生活日记。对尘土、尘螨进行特异性免疫治疗。每 3 个月复诊一次，症状发作期对症治疗，应用抗组胺类药物。经过 3 年的特异性免疫治疗，她未再发病，并摆脱了伴随她 29 年的"冠心病"，也不再服用治疗冠心病的药物了。

Tips 提 示

　　这个病例是以心脏不适为主要表现的严重过敏反应。因鼻部过敏症状较轻，医生和患者都忽略了疾病与接触香水气味和外界环境中尘土、尘螨的关系，导致误诊、误治 26 年。同一种物质引起的过敏反应，在不同个体上的表现不尽相同，临床症状也轻重不一。以心脏不适为主要症状的过敏反应是少见的，这要引起我们足够的重视。详细询问病史最重要，因为病史是诊断疾病的基石，过敏原筛查是佐证，特异性免疫治疗是根本。

心脏过敏

2005 年 3 月 26 日上午，我在 CCTV-2《健康之路》节目做现场直播。当天下午来了 78 个北京当地的患者，第 2 天又有外地患者陆续赶来，在这些来就诊的患者中，50% 以上处在治疗的误区中。我印象最深的是 1 例被误诊为冠心病的患者。

当天的一位北京患者，还是一位急诊科主任的父亲，皮肤瘙痒并反复出现泛发性风团 6 年，伴心前区不适、阵发性胸骨后压榨性疼痛，严重时出冷汗，一直按冠心病治疗。皮肤瘙痒，长期口服抗组胺类药物有效，停药立即复发。详细询问病史后发现，患者吃饭时不能吃得过饱，心绞痛多在饭后发作，且每次发作时间不到 1 个小时，皮肤出现荨麻疹，时轻时重，心脏相关检查未见明显异常，但症状一直反复出现。

根据病史我让患者做了过敏原筛查，发现大豆、花生、芝麻、玉米面呈阳性。这些食物是他的最爱，他不仅经常吃花生、芝麻，还经常喝豆浆、玉米粥，每周都要喝 2 ~ 3 次玉米粥。他回忆说，有一次吃了花生、芝麻酱、玉米面煎饼，不到几分钟皮肤就痒起来了，出现了荨麻疹；接着就出现心前区不适、出冷汗，立即到医院住院治疗，1周后缓解。2周前他到超市买了一盒熟花生米，回来煮了点玉米粥，喝了不到一小碗玉米粥，吃了几粒花生米，就感觉身体不舒服，全身乏力，皮肤瘙痒，起了荨麻疹，一抓皮肤红肿一大片，感觉心慌气短、心前区不适，赶紧吃了速效救心丸，到医院时皮肤出现了泛发性荨麻疹，心慌气短加重。6年来医院均诊断为冠心病及荨麻疹，对症治疗有效。在来变态反应科筛查过敏原之前，他从未想到食物和冠心病有关系，长期服用治疗冠心病的药物（复方丹参丸、速效救心丸）及抗组胺类药物。

我叮嘱他忌食大豆、花生、芝麻、玉米相关食品1周，停用抗组胺类药物，继续服用既往治疗冠心病的药物；1周后复诊，做过敏原皮试。

1周以来，患者遵医嘱严格忌食相关食品，停用抗组胺类药物，并私自停用了治疗冠心病的药物。来复诊筛查过敏原时，他心情特别激动，精神饱满。他说，6年了，从来没有像现在这么舒服，荨麻疹不见了，"心脏病"也好了。以前天天吃治疗冠心病的药和抗组胺类药物，还是照样难受。

找到发病的真正元凶，我们更高兴。我为他制订食谱，明确暂时忌口的食物。后来又从单一致敏食物开始采用少量递增法逐渐耐受，经过 2 年的饮食调整，已有 3 种食物回归到正常饮食中。

Tips 提 示

　　冠心病与变态反应的关系要引起我们的足够重视。一旦确诊冠心病，就需要长期服用药物，这给患者带来的心理压力不可估量，严重影响患者的身心健康，也给家庭和社会带来沉重的经济负担。

　　这个故事告诉我们，要重视过敏，尤其是一些表现特殊或以不常见临床表现为主的过敏。我呼吁全面提升医生的综合诊疗服务能力，加大对百姓科普教育的力度，希望每一位饱受变态反应性疾病折磨的患者不再被误诊误治，尽快走出诊疗的误区，享受健康的饮食和快乐的生活！

患多动症的男孩

2003 年 7 月，从老家来的一位教师想带着孩子到其他医院看儿童多动症（注意缺陷多动障碍），考虑到孩子几年来反复口腔溃疡，时轻时重，于是到变态反应科找我帮忙联系口腔科先给孩子看看口腔溃疡。当时患者不多，我就和她多聊了一会儿孩子的事情。

这个孩子从小特别聪明，母亲又是教师，所以他 6 岁就把小学二年级的课程都学会了。但不知什么原因，孩子从 7 岁开始特别爱发脾气、烦躁、多动易怒、注意力不集中，叫他也不理睬。一开始父母以为孩子耳朵听不见声音，才不听大人的话。但后来孩子和以前大不一样，还开始尿床，经医院确诊为儿童多动症，至今已经 7 年了，父母每年都要带孩子来北京复查 2 次。

这位母亲回忆说，这么多年她和爱人的精力都用在了孩子身上，想着无论用什么方法，只要能把孩子的病治好就行。于是夫妻俩带着孩子四处求医，不仅花光了家里所有的积蓄，还借了外债。这孩子8岁开始上学，但连自己几岁都记不住，9岁、10岁一直在一年级读书，后来3个班的班主任都不要他。好在母亲本人是教师，于是她让孩子在自己的班里学习，历经千辛万苦，好不容易4年才读下了一年级，成绩还是最后一名。

到了二年级，孩子不但学习更差、脾气更大了，还经常打人、骂人，为此她经常给人家赔礼道歉。最后为了孩子她只能放弃工作，带孩子到处看病。

孩子的母亲说："今年孩子14岁了，二年级的课还读不下来，整天上蹿下跳，到处惹事，哪儿都不敢带他去。睡觉尿床，不到1个小时就得看看，我们已经精疲力尽了，有时也顾不了那么多了，就给他铺上一个大垫子随他尿吧。但凡去过我家的人，都说我家有一股尿骚味。这孩子别看学习不行，但他对动画片特别感兴趣，能坐得住、认真看。还知道提前开电视，比如《西游记》几点开演，他就会提前把电视机打开等着看。"

自从到了我办公室，这孩子就没闲着，把门诊处方笺扔得到处都是，拿笔到处乱画。我问他："你几岁了？"他说10岁。刚进屋的时候还算老实，吃了3块蛋糕，就闹腾起来了。孩子母亲介绍说这孩子不吃饭还消停点，一吃饱了他就作得更欢，所以有时也会控制他的饮食。

　　我建议给孩子查下过敏原。当时做了食物过敏原皮肤点刺试验 20 项，结果显示小麦呈"+++"、大豆呈"++"、芝麻呈"+"、鸡蛋呈"+"。详细询问病史发现，孩子吃大豆，尤其是黄豆芽会肚子疼，喝豆浆也不行，所以很少吃，但其他的食物没加注意。我建议他从明天开始忌食这 4 种食物及含有相关成分的食品。

　　第 2 天夜间孩子尿床 2 次，平时不到 1 小时就得尿 1 次，每晚 5 ~ 6 次，甚至更多；第 3 天夜间尿床 1 次；第 4 天就能自己下床小便了，孩子平时从没有自己下床小便过；第 5 天孩子就没有夜尿现象了，情绪也好了很多，一般状态良好，口腔溃疡愈合，多动症状缓解，在北京观察了 1 周没有发现其他问题，1 个月后孩子上了二年级，母亲也恢复了工作，自那以后口腔溃疡、夜尿、多动症未复发。更可喜的是，孩子仅用 3 年时间就完成了小学的课程。17 岁读了初中，后来就读于一所职业高中学汽车修理。毕业后这孩子自己开了一家汽车修理厂，收益还不错。

Tips 提 示

　　这个故事告诉我们，常见的过敏原可以引起多种多样的临床症状。一般人可能认为只有鼻炎、哮喘与过敏有关，别说患者，又有多少医生能够想到这些千奇百怪的临床症状与过敏有关呢？所以详细询问病史最重要，病史是诊断疾病的基石。相关专科医院诊断儿童多动症并没有错，但是由于专业所限没有想到其可能与食物过敏有关，更没有想到口腔溃疡和夜尿症是同一种过敏原在不同器官、系统引起的不同临床表现，是一种不常见的过敏相关症状。希望这个真实的故事能够拓宽变态反应学科及其他专科医师的诊疗思路，改变临床思维模式，为一些疑难病的诊断与鉴别诊断提供新的线索和依据。

13 岁女孩的症状是过敏吗

2015 年的冬天，一个 13 岁的女孩前来就诊，她近 4 个月出现全身泛发性风团，一直感到头晕恶心、上腹不适、腹胀、食欲差、困倦乏力、厌学、性情急躁、失眠多梦，2 个月前的胃镜检查未见异常。女孩曾被诊断为胃炎、胃肠型荨麻疹、急性荨麻疹、轻度抑郁症，排除肝炎。女孩进食后恶心呕吐加重，严重时吐黄色胆汁，一直在多家医院检查、治疗，口服中药及抗过敏药效果不明显。近 1 个月因大量口服激素，出现了满月脸、向心性肥胖、体重增加。女孩先后经多家医院的多名医师诊治，均未能治愈。难道是不治之症吗？有人建议她到北京世纪坛医院筛查一下过敏原。

父母带孩子前来就诊时特别焦虑。在详细询问病史后，我也怀疑是胃肠型荨麻疹，应该查过敏原，鉴于女孩每于进食后恶心呕吐加重，皮肤出现泛发性风团，考虑可能与食物有关。询问月经史，女孩 9 岁来月经，一直不规律，1 ~ 2 个月来一次，近半年无月经。我有一种猜测，是否怀孕了？但这个年龄不太可能。我给她做体格检查时发现，女孩腹部饱满并出现了妊娠纹，也提示可能怀孕了。我建议女孩进行妇科 B 超检查，检查结果显示妊娠 5 个月。

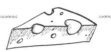

Tips 提 示

　　大部分人怀孕 3 个月内妊娠反应比较重，怀孕 4 个月后妊娠反应逐渐减轻。这位女孩年龄小（不满 13 周岁），既往月经不规律，所以妇产科方面的问题容易被忽略。变态反应科医生应注重病史询问，更应注重体格检查。如果我当时没有进行体格检查并发现妊娠纹，也会漏诊、误诊。这个怀疑过敏引起胃肠型荨麻疹而出现恶心呕吐、精神抑郁症状的 13 岁女孩的故事，提醒我们一定要在详细询问病史的基础上注重体格检查，也提醒家长们一定要关注低龄女孩的身心健康，帮助她们从小培养良好的品德，好好学习、天天向上，未来做一名对社会有价值的人！

有家不能归，谁之过

　　2021 年 1 月 4 日，一位女性患者来变态反应科就诊，34 岁，结婚 6 年，一直不敢回家住。当初买了一套新房并进行了装修，1 年后搬进新居时，她进屋不到 10 分钟就感觉身体不舒服，眼痒、乏力、鼻塞，自以为感冒，自行服药没有效果，脱离该生活环境后一切恢复正常。因此她怀疑新居空气不好，每次去都要提前打扫卫生，彻底开窗通风，但仍有相似症状出现。

　　患者发病时会眼痒、头痛、全身无力，且每次去都犯病，这是否与装修材料有关呢？然而经专业机构检查甲醛并不超标。患者一直在外面租房子住，在其他地方居住都不发病，回到新居就发病。3 年后他们彻底没办法了，只好卖了这套房，又买了一套房子重新进行装修。为防止装修材料不合格，用的都是市面上的环保、高档装修材料。以前所有的家具也都不要了，新家具也提前购买，放味 1 年。然而搬进新居，照样发病。去过多家医院检查、治疗，仍然是回家就发病，没有办法她只有继续租房。奇怪的是，在新居的厨房、卫生间干活时不发病，而在卧室、客厅不到 10 分钟就发病，从家出来不到 10 分钟眼痒、乏力症状立刻缓解。

通过详细询问病史，我们怀疑发病还是与家中的某种物质有关。新居中厨房、卫生间铺的是瓷砖，其他室内地面均铺的是多层实木复合地板，而且与第一套房子用的是同一款实木复合地板。我们给她做了斑贴试验，发现纺织染料混合物（合成纤维纺织品的染色剂）呈阳性，因为没有化纤产品，我们又用壁纸、床上用品做了斑贴试验，仍未见异常。问题究竟在哪里？

继续追查下，2021 年 1 月 20 日我们有了新的发现，患者斑贴试验丙烯酸树脂胶粘剂呈阳性。结合病史，患者在厨房、卫生间不发病，只在卧室、客厅发病，所以我们怀疑发病与地板有关。拆掉地板，在没装修的屋子里睡觉，患者自觉身体舒服了很多。但自从把实木复合地板改成了高级地板砖，症状更严重了，进屋就会皮肤痒、眼痒、睁不开眼睛、头痛。一觉醒来眼睛肿胀，特别不舒服，而躲到厨房，症状就变轻了，开窗通风也能缓解。患者怀孕两个多月时，胎儿不发育，流产了。再详细询问病史，我追问地板砖铺装过程用了什么材料，原来商家为了找平、不影响开门，用了丙烯酸树脂胶粘剂进行了粘合。我们高度怀疑患者的症状是丙烯酸树脂胶粘剂导致的，这让我们看到了治愈疾病的曙光。夫妻俩根据我们的建议对新居重新进行处理后，患者的症状减轻了许多，他们6年买了2套新房，这下终于可以回家了。

Tips 提 示

　　房子过度装修并不是好事。甲醛超标、装修材料致敏是比较常见的。对于过敏体质的人群，建议室内装修越简单越好。孕妇对装修材料过敏致胎儿畸形、流产死亡的情况虽不多，但也时有报道，因此要引起足够的重视，以免发生严重的后果。

2 小时解密 20 年怪病

2020 年 11 月，我去基层医院出半天门诊，约了 12 位患者。我与医院给我约的第 4 位患者交流了 2 个小时，后面的 8 位患者生气了："你也太自私啦！可是见到专家了，也要考虑一下别人吧。"有 1 位患者还推门进来说："你可真行，没完没了了。快下班了，我们还没看呢。"我说："他的病情复杂，希望大家理解，稍等下，一会儿我也会给大家好好看，别着急，中午我可以不吃饭，就算要看到下午也会把你们几位看完。大家都相互理解下。"

这是一个比较复杂的病例。患者男性，53 岁，20 年前开始出现头痛反复发作，经常发生在饭后，不吃饭还好，一吃饭 2 个小时内什么活儿也干不了。患者自觉头昏头痛，严重时视物模糊、恶心呕吐，有时心脏难受、气短。他担心自己存在脑部肿瘤，于是到神经外科检查，但颅脑 MRI 检查未见异常。患者夜间有时失眠，去神经内科多次诊断为精神因素所致，建议看心理医生。患者时不时出现心脏难受、出冷汗，有人说是冠心病。于是患者到心内科做了心电图、平板运动试验、24 小时动态心电图监测，也未见异常。医生说发作时才能做出来，还是怀疑冠心病。遵心内科医生建议做了冠脉造影，排除了心脏原因，考虑神经症，按焦虑症治疗，仍无效果，患者的症状仍反复出现，伴大便不成形、次数增多，每日 3～4 次。近 4 年症状加重，出现皮肤发热、轻度瘙痒，原因不明。发作时，患者体温不高，全身乏力，胸闷气短、呼吸困难、头痛、心脏难受症状加重，有时腹痛难忍，痛得在床上直打滚、出冷汗，自觉体力、精力不足，食欲差。不吃饭还好，吃饭就发病。询问病史，发现尤其在吃面食，如饺子、面条、馒头时会立刻发病。闻到香油气味时身体也会有不适感。在室外症状轻，在家中症状较重，开窗通风症状减轻。患者家衣柜打开时能闻到一股刺激性气味，患者常因此气短、呼吸困难。患者平时吃大酱、酸菜会有气短、咽部不适，经呼吸科检查诊断为哮喘，吸入布地奈德福莫特罗粉吸入剂有效果，但是并不能控制喘憋症状，饭后腹泻、腹痛症状也不能缓解，2 年内在消化内科先后做了 3 次胃肠镜检查均未见明显异常。患者曾服用西咪替丁片 1 个月，在服药 2 周后发现性功能减退了。患者整天处于疲劳状态，经内分泌科检查排除了糖尿病，怀疑为进入男性更年期，可补充性激素治疗。转投中医调理，断断续续用了 2 年中药仍不见效，有时病情甚至加重。患者近 5 个月体重由 74 千克降到了 61 千克，因担心发生肿瘤，到肿瘤内、外科进行了检查，但均未见异常。

详细询问病史后分析：①头痛、恶心伴腹泻、心慌多在饭后发生，是否与食物（小麦、芝麻）有关？②打开板材衣柜时能闻到一股刺激性气味，随后出现的气短、呼吸困难、皮肤瘙痒是否与板材甲醛超标有关？③口服西咪替丁片 1 个月，在服药 2 周后发生性功能减退，可能与服用此药物有关。④皮肤发热、瘙痒，体温正常，可能是过敏反应的表现。⑤中药治疗加重，中药中的茯苓是一种常寄生于松树根上的菌类；平时吃大酱、酸菜气短加重，均可能与其对霉菌过敏有关。

综合分析：患者存在多系统症状，相关学科检查未见明显异常，治疗效果不明显。应进行系统的过敏原筛查及居室内的甲醛浓度检测。请患者到北京世纪坛医院变态反应科进一步检查，以明确病因。血清过敏原特异性 IgE 检测显示交链孢霉 15.36 KUA/L（3 级），小麦 2.17 KUA/L（2 级），芝麻 3.05 KUA/L（2 级）。甲醛浓度超标。

治疗：①暂时离开居住地；②药物对症治疗，布地奈德福莫特罗粉吸入剂 160 μg，每日 2 次吸入；③霉菌特异性免疫治疗；④忌食小麦粉、芝麻、大酱、酸菜及相关食品。

1 周后复诊，患者自述未食小麦面食、芝麻、大酱、酸菜及相关食物，第 4 天感觉像变了一个人，头痛、头晕、全身乏力的症状消失了，精神状态明显好转，身体感觉和健康人一样。我建议患者继续忌口 2 个月，坚持特异性免疫治疗。更换板材家具，回到自家居住。

2 周后复诊，患者自述一直在忌口，但一开始未更换板材家具，进屋开柜子仍会有不适；更换后明显好转。

1 个月复诊，患者一般状态良好，无不适。特异性免疫治疗及应用布地奈德福莫特罗粉吸入剂无不良反应，肺功能检查正常。我建议患者继续应用布地奈德福莫特罗粉吸入剂 160 μg，每日 1 次吸入，2 周后停用，不适随诊。

2 个月复诊，患者一般状态良好，继续特异性免疫治疗。

3 个月复诊，患者开始少量食用小麦面食、芝麻，食用量逐渐递增。1 年后患者吃面食、芝麻后不再发病。

患者接受霉菌特异性免疫治疗 2 年，明显有效。

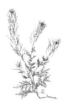

Tips 提示

变态反应性疾病的病程长，可数年到数十年不等，病情迁延，可累及多个器官、系统，存在多种临床表现形式。患者往往无法窥得疾病全貌，故而头痛医头、脚痛医脚，专科医生也容易聚焦于各自的专科疾病，无法发现疾病诊断的有效证据，额外的治疗徒增患者的焦虑。因此，一定要详细询问病史，往往诊疗线索就隐藏在日常生活的蛛丝马迹之中。一名优秀的变态反应科医生就像一名好的侦探，要有敏锐的思维，善于从病史询问和体格检查中发现问题，并且具有多学科综合素养和能力，这并非一件易事！

眼屎多、口臭20多年

2020年8月，46岁的张先生来我院变态反应科就诊。他见到我激动地说："王主任，终于挂上您的号了。请您再戴一层口罩，我的病需要和您多说一会儿。"他自述口臭20多年，询问我是否有缓解口臭的方法。这位患者因口臭伴反复口腔溃疡，不敢与人直接面对面交流，常年戴口罩，已经20多年了，严重影响生活质量。患者近几年出现记忆力下降，喝酒时有阶段性失忆，每年春秋两季都会出现眼痒、鼻塞、流涕，尤其是眼屎（眼部分泌物）增多，呈黏液状，能拉丝数厘米。患者发病时视物模糊，需配3种不同度数的眼镜，多次因视物不清发生交通事故，有2次还撞到了高速护栏。患者每天需不停地擦眼屎，基本2天就要到眼科做一次鼻泪管通液，各种眼药水、鼻喷剂不停地使用，每天擦眼屎至少要使用2包纸巾。患者冬天眼角裂口，夏天眼屎多，口中发出一股股臭味。患者婚后

3 年就患上此病，因此和爱人分居多年，好在婚后第 2 年爱人就生下了一个聪明伶俐的男孩。他曾在吃芒果、排骨、芹菜、苹果、桃后多次发生严重过敏反应，吃大豆会头晕、腹胀、排气多、大便多、乏力。

我根据既往病史，考虑本病与过敏密切相关。患者的过敏原筛查结果显示，总 IgE 为 625.00 KU/L，艾蒿为 126.01 KUA/L（6 级），秋季花粉组合（豚草 / 艾蒿 / 雏菊 / 蒲公英 / 一枝黄花）为 103.24 KUA/L（6 级），藜科为 49.00 KUA/L（4 级），刺柏为 12.15 KUA/L（3 级），春季树木组合（灰桤木 / 榛子树 / 榆树 / 柳树 / 三角叶杨）为 13.14 KUA/L（3 级），枫叶梧桐为 1.37 KUA/L（2 级）。食物过敏原皮肤点刺试验显示鸡蛋呈"+++"，大豆呈"++"，芒果呈"++"，芹菜呈"++"，猪肉呈"++"。

患者的总 IgE 结果偏高，对多种食物、吸入物过敏。治疗方案为忌口，做食物日记；进行药物对症治疗，注射奥马珠单抗 300 mg，每 4 周 1 次；海盐水清洗鼻腔。2 周后，患者的症状明显缓解，遂开始进行特异性免疫治疗。经过 2 年多系统、规范的治疗，患者上述一系列症状控制良好，夫妻俩恢复了幸福、美满的生活。

Tips 提 示

　　食物过敏和花粉过敏是常见病、多发病，伴口腔溃疡者并不少见，只是人们对此重视不够，并未将二者联系在一起。眼部过敏的主要临床表现是流泪多，而眼屎（眼部分泌物）黏稠、拉长丝相对少见。该患者眼部过敏症状较重，由于过敏知识缺乏，从未进行过敏原筛查，20多年一直遭受着痛苦，不能享受正常的生活，夫妻分居，远离可爱的儿子。对于变态反应性疾病，我倡导早发现、早诊断、早治疗，进行规范的过敏原筛查，以避免发生严重后果。

过敏与"尿炕精"

1986 年 5 月的一天，我的邻居说他远房亲戚的儿子从小就尿炕，30 多岁了还在尿炕。他住的屋子一进去就能闻到尿骚味。人们给他起了个外号叫"尿炕精"。小伙子好不容易在 28 岁那年结婚了，但新婚第一夜他又尿炕了，也不好意思把被褥拿到院子里晒。第 3 天他陪媳妇回门，在丈母娘家留宿时，又尿炕了，他怕被媳妇娘家人发现，在他们面前抬不起头来，就把铺盖卷起来放在床上。邻居说："王大夫你经常遇到一些疑难杂症，你看看这人还有救吗？"我曾从书本上见到过食物过敏引起尿频的文章，但不确定"尿炕精"是不是与某种食物有关。如果是，那是什么东西引起的过敏呢？好奇心促使我开始研究这个怪病。

我当即从邻居那里要来"尿炕精"的地址，给他写了一封信。大概 1 个月后，我收到了他的回信。他在信中说自己越紧张就越容易尿炕，不敢喝水，晚上甚至不敢睡觉。这不仅影响他的自尊心，也影响了他的家庭和谐。

农忙过后，他骑车 60 多千米来到医院找我看病。经过过敏原皮肤点刺试验，我发现他对芝麻过敏，芝麻呈"++++"（有伪足）。经过其他科会诊，该患者无其他异常。

我让他忌口，不再吃芝麻、芝麻酱、芝麻油、芝麻饼、芝麻糊等芝麻制品，他的遗尿症很快就好了。

这就是对芝麻过敏引起的"尿炕精"的故事。

Tips 提 示

　　食物过敏可导致尿频，由于对疾病认识不足，"尿炕精"多年来一直在邻居和家人面前抬不起头来。身患疾病并不羞耻，应及时就医并在医生的帮助下找到疾病的根源，揭开疾病的真相。变态反应性疾病是可防、可治的。

精液过敏的故事

20世纪80年代,有位农村姑娘结婚后经常出现全身瘙痒、尿频、尿急,且久治不愈。丈夫还因此和她离了婚。之后,这位姑娘又结婚3次,仍然经常出现全身瘙痒、尿频、尿急,也一直没能怀孕,而且反复求医不见疗效。

该患者每次阴部和全身红肿、瘙痒都是发生在房事之后。因为农村姑娘害羞,不敢公开谈论,她未把此事告诉任何人,包括医生和她的亲人。她一直都找老中医号脉,用中药治疗。直到找到我们,我们在坚持追问并了解了她的全部病史之后,才判断可能是对精液过敏。她与丈夫用避孕套行房事时,不会出现阴部和全身红肿、瘙痒,而不用避孕套时则会出现症状;她把精液涂到身体其他部位的皮肤上也会出现红肿、瘙痒。这进一步证实了我们的判断,原来她对精液过敏。精液过敏还导致这位农村姑娘先后结婚4次却始终未怀孕。在明确病因后,她最终采用人工授精方式生育了2个孩子,过上了幸福生活。

Tips 提 示

　　精液过敏非常罕见，诱因和反复出现的症状能使诊断有迹可循，然而"难言之隐"往往使准确诊断变得困难。俗话说"有病不避医"，只有开诚布公地向医生说明情况，并在医生的专业指导下进行检查，才有可能找到疾病的根源，达到防病、治病的目的。

"未见异常" 的怪病

　　中年男人老吴，事业有成，家庭和睦，但一场"未见异常"的怪病打破了他和全家人的幸福生活。

　　2014 年 5 月的一天，他突然出现咳嗽、憋喘、口唇青紫、口吐白沫、两眼发直、四肢抽搐且僵硬、休克等症状，此后 1 个多月症状反复出现，而且一天比一天严重，每天休克的次数也越来越多。由于经常摔倒，老吴需要家人 24 小时陪伴，但即便如此还是摔得遍体鳞伤。大家都认为老吴得了癫痫。住院半个月并进行了各种检查，包括颅脑 MRI 和 CT、脑电图、肌电图、心电图、血尿便常规、肝肾功能、肿瘤标志物等，均未发现异常。医生告诉他，该做的检查都做了，都没有异常，他只能出院。

　　2014 年 6 月的一天，老吴一头栽倒在地上，摔得头破血流。简单包扎后，他来到医院就诊，我在详细询问病史的过程中发现了一个重要的线索。原来，他每次发病时，都是先咳嗽两声再晕倒。一次是在吃芝麻酱面的时候突然发病，还有一次是在逛公园时，他还同时出现了打喷嚏、流鼻涕等症状。老吴患有过敏性鼻炎，存在鼻痒、鼻塞、打喷嚏、流清涕等症状，而且症状在去公园时或接触尘土之后会加重。另外，老吴半年前曾在吃了半个火龙果后出现了严重的口唇水肿。以上这些情况均提示该病可能和过敏有一定的关系。过敏原皮肤点刺试验和过敏原筛查结果显示，老吴对室内尘螨、秋季花粉（艾蒿、大籽蒿、豚草）、部分食物（小麦、芝麻等）严重过敏。忌食致敏食物，应用尘螨和花粉进行特异性免疫治疗，并用抗过敏药物治疗后，患者症状逐渐消失，随访6年未复发。

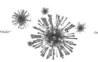

Tips 提 示

老吴的故事提醒我们，过敏可以引起癫痫样表现。因此，遇到有类似癫痫发作症状的患者时，若相关检查不能支持癫痫诊断，就要注意有无过敏因素。

"未见异常"的怪病曾于 2015 年 4 月 1 日在北京电视台科教频道的《健康北京》栏目播出，欢迎大家观看。

最后的遗书

　　2013 年的一天，一个 50 多岁的男子满头大汗地背着一个病重的女子进了我的诊室。我一看，患者病情较重，脸上不知道是煤灰还是油渍，满脸灰黑，表情淡漠，有气无力，处于极度疲乏状态。我问男子："这是你爱人吧？"陪同的姐姐说："不是，这是我们的妹妹。"说着姐姐眼泪就掉下来了，"我妹夫已经好几年不怎么理她了。其实妹夫人挺好的，开始还到处带她看病，后来家里的积蓄用光了，亲戚朋友的钱也都借遍了。孩子 12 岁了，才上二年级。她这个病十几年了，一直看不好。昨天她突然不吃不喝、两眼发呆，母亲收拾床时发现枕头底下有一封遗书，遗书的内容大致就是在这种情况下，她只能带着遗憾走了。但她还想到北京看看病，于是我们连夜赶火车就来了。"

　　我问患者："你哪里不舒服啊？"她有气无力地说："我主要是头痛、浑身没劲，有时吃完饭，症状就加重，有时还吐，开始只是偶尔发作，现在天天发作。我这病已经 12 年了，越来越严重。最近 4 年也不能工作了。你看我已经 4 年没敢洗脸了，一洗脸头更痛，我已经写好了遗书，孩子让哥哥、姐姐帮助照顾。这次来看病，如果再看不好，我哪儿也不去了，我也实在无法活下去了，这个病太痛苦了，生不如死，什么也干不了，家里的钱都让我花光了，我不怪我爱人。我的母亲 70 多岁了还要照顾我和孩子，养老金也被我花光了，每个月的退休金也用来天天给我买营养品了。"

我说："你别急，详细说说你的病情。"从患者的叙述中我了解到，患者 10 多年来一直有不明原因的头痛，曾到处就医，吃了不少药，也没有什么疗效，近 4 年除了吃饭、上厕所，就是躺在床上，爱人也对她的病失去了耐心，不离婚也和离婚没有什么差别了，后来患者偶然听别人说，王学艳主任在电视台做讲座时谈到不明原因的头痛要考虑是否和过敏有关，于是抱着最后一线希望来我院就诊。

我们给她做了过敏原筛查，食物过敏原皮肤点刺试验提示鸡蛋呈"++++"（有伪足），血清过敏原特异性 IgE 检测显示鸡蛋清为 16.80 KUA/L（3 级）。我问患者："平常吃鸡蛋多吗？"患者说："这些年我身体不好，母亲心疼我，说我身体这么弱，不补充点营养，命都保不住了，每天都让我吃五六个煮鸡蛋，还看着我必须吃下去，在洗脸、刷牙前就得先把鸡蛋吃了，因为一洗脸我就头痛得厉害，什么也干不了，只能躺在床上。我已经 4 年不敢洗脸了。"看着鸡蛋强阳性的检查结果，我高度怀疑她的头痛和进食鸡蛋有关。我说："你洗吧，肯定和洗脸没关系。食物过敏性头痛有些是速发型，进食后几分钟发作。你吃完鸡蛋正好食物过敏发作了，出现头痛，和洗脸没关系。你今天早上什么都没吃呢，我看你头痛好像不那么剧烈，你现在就在我们这水池子洗脸，我敢保证你头痛不会加重。"在我的鼓励下，她小心翼翼地洗了脸，果然头痛没有加重。

　　当天我们开始让患者忌食鸡蛋，第 2 天她就感觉头痛减轻了，4 天后她走着来到我们诊室，高兴地告诉我们她去了天安门。哥哥、姐姐都流下了感动的热泪，和她同期就诊的患者看到了也都为她高兴。回家后，患者继续忌口鸡蛋及鸡蛋相关食品，一直未发病。3 个月后，患者恢复了正常工作，丈夫又回到了她的身边，一家三口重新过上了幸福生活。

Tips 提 示

　　食物过敏中鸡蛋引起的过敏很常见，过敏引起神经系统症状的也不少见，但在现实生活中这些往往容易被人们忽略。因此，当出现不明原因的头痛等神经系统症状且常规治疗效果欠佳时，要考虑是否和过敏因素有关。该患者的症状较重，主要有2个原因：①既往就诊时医生和患者本人没有考虑本病可能和过敏有关；②患者母亲出于好心每天让患者食用了更多的鸡蛋，就等于接触了过多的过敏原，导致疾病的发生和进展。

麻雀飞来他失语

事情发生在 1993 年冬季的一个大雪天，凌晨 1 点钟，一个 13 岁男孩突然在睡梦中惊叫、哭闹，诉说头痛、腹痛、皮肤瘙痒，出现复视、肢体瘫软，然后突然不会说话了，唾液多，伴呕吐、腹泻。

在当地医院就诊，怀疑为脑膜炎或胃肠炎，治疗 4 天病情无缓解，遂到一家市级医院就诊，怀疑为脑中动脉炎，需要做增强 CT 检查，但家长带的钱不够。

当时我还在通辽市工作，陪同男孩就诊的当地医生找我借钱，说孩子家里可怜，如果这笔钱他们家还不上，他会替他们来还。出于职业的敏感，我问男孩吃过什么特殊食物没有，陪诊医生说："那天白天下大雪，园子里飞来一群麻雀，他们家捉 12 只麻雀烤了吃，他吃得最多，共吃了 6 只。要说特殊也就是这些了，不过以前他也吃过。"

进一步详细追问病史，该患儿 1 年前曾吃过 2 次麻雀肉，每次都发生过皮肤瘙痒、腹痛、腹泻症状，第二次发病比第一次稍重，未经治疗持续两三天自然缓解，但患儿每次只吃 1 ～ 2 只，以为是没熟导致的发病。这次烤的时间较长，肯定是熟的。

根据病史，我考虑本病的发生与麻雀肉过敏有关。立即按过敏治疗，半小时后我发现患儿症状有所改善，但并不明显。患儿意识清楚，说什么他都明白，就是不会说话，我让护士再重复给药一次，直接肌肉注射消旋山莨菪碱 5 mg、地塞米松 2 mg。

2 个小时后，孩子头痛、腹痛、腹泻症状都明显缓解，带了 3 天的口服药回家了，医药费一共 12.86 元。从此孩子再也不敢吃麻雀肉了，类似症状再也没发生。

Tips 提 示

食物过敏是一种常见病，但关于麻雀肉过敏致头痛、失语症的报道并不多。变态反应性疾病是一种全身性疾病，可累及多个器官和系统，表现有时复杂多样。当出现一些特殊表现，其他相关检查又找不到明显异常时，应想到是否与过敏有关。诊疗过程中，详细询问病史至关重要，这就像侦探破案一样，根据线索抽丝剥茧，就会找到疾病的根源。

"返老还童"，判若两人

2006 年 12 月的一天，我的诊室来了一位男性患者，他穿一身蓝色衣服，头戴一顶灰帽子，满脸脓疱，融合成片，下颌、眉间还有脓性渗出物，双眼睑肿胀，看上去像个"七旬老人"，但说话却是童音。

我问陪同的一个 40 多岁的男子："他是你什么人啊？"男子回答到："他是我的儿子，今年 17 岁，为了孩子脸上的病，我们去了多家大医院，一直按痤疮治疗，可是治了 3 年，越治越重，治疗痤疮的各种高级药也用过了，始终不见效果；孩子吃药吃得全身乏力，连走路都走不稳了，肝功能也异常了。孩子现在已休学 1 年了，医生不让吃油腻食物，但吃清淡饮食还是没什么用，而且这样下去也会营养不良啊，我都快急疯了，王主任，我们可怎么办啊？"

我一边安抚孩子父亲，一边仔细地询问了孩子的病史，发现了几个细节，一开空调，孩子就会打喷嚏、眼痒、口腔上腭痒；有一次孩子去家里地下储藏室取东西后，出现眼睛肿胀、眼痒剧烈；孩子夜间入睡时，往往症状较重，表现为面部、眼部瘙痒加重。我分析孩子可能是对某种吸入物过敏，也不排除合并食物过敏。

　　经过检查，发现孩子对尘土、尘螨、芝麻、荞麦壳呈阳性反应，我问孩子的父亲："孩子平素接触这类东西吗？"孩子的父亲说："芝麻有时吃，荞麦因为大夫嘱咐多吃粗粮，所以也经常吃，另外孩子每晚睡觉用的一个荞麦皮枕头，是孩子爷爷传下来的，我结婚时曾洗了洗，后来接着用了近40年，现在又传给了儿子，不知道这算不算接触。"

　　听完孩子父亲的叙述，我基本明确了孩子的病因，孩子在开空调和去储藏室后的表现符合对屋尘、尘螨过敏的表现，多年的荞麦皮枕头也是利于尘螨大量繁殖的场所，过敏原筛查的结果也证实了我的判断。

　　我嘱咐孩子忌食致敏食物，并针对屋尘、尘螨给予特异性免疫治疗，当时我留下了孩子治疗前的照片，过了半年，孩子简直是判若两人，面部皮疹已消退，只是面部皮肤留下了色素沉着，1年后孩子来复诊时，色素沉着也基本消退了，又恢复了往日的青春容颜。

Tips 提 示

　　痤疮俗称青春痘，是青春期的常见疾病，严重者影响美观，甚至影响工作、学习和生活。痤疮一般主要和青春期内分泌状态、辛辣油腻饮食及作息有关，但也不排除和过敏相关。这个案例就是一个生动的例子。这里提醒痤疮患者，一定要注意观察饮食和生活习惯与本病的关系。通过相关科室的检查，可明确病因，进行正确的诊断和治疗。

重症"心肌炎"的反转人生

2005 年的一天，我接诊了一位来自江苏的女性患者，该患者婚后因忙于事业，一直没要孩子，等准备要孩子时，不幸却降临了。她开始出现全身乏力、肢体麻木，胸闷、心慌、气短，还时有恶心，饭后多见。开始全家以为她怀孕了，兴冲冲地去医院检查，可是医生说她没有怀孕。后来因为症状总是不缓解，她就到当地一家大医院就诊，而诊断结果却吓了她一大跳，大夫说她患上了心肌炎，她所有的症状都是这个病引起的，她很奇怪："我怎么会无缘无故得这个病啊？"大夫说心肌炎大多是感冒后由病毒感染引起的，并问她以前是不是经常感冒，她回想起自己确实经常莫名其妙地"感冒"，总是流鼻涕、打喷嚏。

患者的病情越来越严重，曾多次住院治疗，甚至进了当地医院的 ICU 病房，可是一直不见好转。后来她基本丧失了工作、自理能力，长期卧床在家，而且医生告诉她这个病是不能要小孩的，否则会有生命危险。

　　婆婆得知这个消息后，终日以泪洗面，忧郁成疾，只能提前半年办了退休，后来当地医院诊断婆婆为抑郁症。患者实在不甘心，抱着一线希望来到北京阜外医院就诊，没想到阜外医院的医生明确否定了患者心肌炎的诊断，并建议患者到世纪坛医院来找我，看看症状是不是和过敏有关。仔细询问病史后，我觉得患者既往经常出现的"感冒"症状很可能是过敏性鼻炎的表现，确实不能排除和过敏有关。

　　经过相关的过敏原筛查，发现患者对小麦、尘螨过敏，我让患者不要吃面食并进行尘螨特异性免疫治疗，患者的症状逐渐消失了，后来顺利生了 2 个孩子，婆婆的"抑郁症"也不治而愈了。患者还专门到北京来看我，并且积极向周围人科普过敏的危害，说以前自己被"判了死刑"，不能生育了，现在已经有了 2 个孩子，人生出现反转，重获幸福。

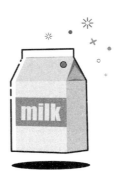

Tips 提　示

　　过敏可累及全身各个器官、系统，但心脏表现并不多见，此患者就是以心脏表现为主，并间接导致无法怀孕。当出现不能明确诊断且常规治疗效果欠佳的疾病时，一定不要忽略过敏因素。疾病困扰的不仅仅是患者本人，而是整个家庭。拯救一个患者，往往也意味着拯救一个家庭。

新婚之夜丈夫进病房

事情发生在 20 年前，一对青梅竹马的恋人在相爱 3 年后终于结婚了。结婚当晚，由于过度疲劳，丈夫躺在床上一动未动，妻子发现他竟然意识模糊、呼吸微弱、四肢发凉，立即将其送往医院。

丈夫苏醒后满脸惊讶，愧疚地说："我为什么躺在医院？对不起老婆，我是太累了。"第 2 天出院后，丈夫晚上先躺在了床上，妻子就寝时又发现他咳嗽两声，接着出现呼吸急促、表情淡漠，马上将他扶到沙发上。过了一会儿，他好些了，可是两人回到床上刚躺了一会儿他又犯病了。

白天一切如常，只要晚上一躺在床上就发病。结婚 3 天后回妻子娘家，两人分开住，一点事都没有。妻子想，难道她有什么问题才导致丈夫变成这样？婆婆希望他们半年内有个孩子，每天都嘱咐要孩子的事。眼见结婚四五天了，他们一直无法同住，妻子有些失望、精神倦怠。一天，妻子突然感觉头晕、恶心，婆婆说一定是怀孕了，让她赶快到医院建档，妻子实在忍不住说出了实情，结婚以来两人根本没有性生活。

从此丈夫走上了漫漫求医之路。多家医院西医各科检查未见异常，部分医生认为他可能是精神过度紧张造成的。中医诊断以肾虚为主，一直用中药调理治疗。奇怪的是，每次出差都不会发病，而回家躺在床上就气短、呼吸困难、乏力。夫妻分居了 5 个月，还是老样子。他决定不能因为他耽误了妻子的青春，双方写了离婚协议。其实妻子不愿看到这种结局。

听了他的病情描述，我的第一感觉是过敏。但他对什么过敏呢？床上用品吗？

我详细追问了床上用品的情况，发现床上用品是结婚时新制作的真丝棉被、真丝被罩、真丝枕套。患者的过敏原皮肤点刺试验显示桑蚕丝呈"++++"（有伪足）。患者既往从未用过此类产品。

我建议患者更换床上用品，结果患者回家当天就未发病，后续第 2 天、第 3 天……一直未再发病，元凶被精准地找到并去除了。后来他就把妻子接回了家，夫妻俩共建美好生活。

Tips 提 示

　　变态反应性疾病的特点是接触过敏原即发病，脱离过敏原症状缓解。这个病例虽然病情严重，但是特点鲜明，如能明确诊断，回避过敏原，疾病就能"不治而愈"。

主人病情加重，
家中小狗偷偷流泪

　　一位男性患者，患病3年，近半年病情加重，妻子急得直哭，奇怪的是家中养的小狗也在偷偷流泪，难道真是狗通人性吗？

　　患者3年来经常出现胸闷、气短、呼吸困难，但能坚持工作，当地医院诊断为气管炎，抗炎治疗后未见好转。患者近半年病情加重，出现干咳、全身乏力，体重明显下降，先后3次住院检查，多家大医院都怀疑肺癌，但找不到明确病灶。

　　近3个月，患者动则气喘，不能坚持工作，家人带着他四处求医。一天，患者偶然发现他家养的小狗也两眼泪汪汪，眼角有泪痕。他想，狗是通人性的动物，连狗都哭了，自己肯定是不行了，于是他对检查治疗完全失去了信心，在家人的再三催促下，才抱着试试看的心态，来我院就诊。

　　通过详细询问病史，我们发现患者患病3年来，咳嗽、胸闷、气短等症状往往都和打扫卫生、开空调、不干净的环境作业有关，患者的父母有哮喘病史，儿子有过敏性鼻炎病史，他居住在煤矿附近。根据他的发病特点、发病诱因及家族史等，我们考虑他的病跟过敏有关，检查结果证实他对尘土、粉尘螨过敏。

我们让他暂时脱离居住环境，做特异性免疫治疗，同时应用抗组胺类药物、白三烯受体拮抗剂、免疫调节剂等治疗，病情很快得到有效控制。我们给他的小狗每天服用 2.5 mg 氯雷他定片，小狗也不再流泪了。

Tips 提 示

诊断变态反应性疾病的基石是病史，详细询问病史是最重要的。当患者出现咳嗽、胸闷、气短等症状时，要注意发作时所处环境的情况、饮食及运动情况，通过分析导致发病的共性因素，找到可能的"元凶"。

温馨提示：不仅人会过敏，动物也会过敏。

久治不愈的腹泻

2008 年 4 月，从东北某县来了一位男性患者，由姐姐陪同前来看病。患者 42 岁，未婚，身高 1.8 米，体重 49 千克，精神不振，面色黄白，身材消瘦，明显营养不良。我问："你哪里不舒服？"他说："大夫，我经常吃完饭拉肚子，已经26 年了。"我让他详细叙述一下病史，他泣不成声："说来话长了，3 年前我的父母在一个月内双双去世了，走时都睁着眼睛，就是对我这个病放心不下。

"16 岁那年夏季，有一天我忽然肚子疼，开始拉肚子，后来都拉脱水了，经住院治疗好转，但是从那以后留下了病根，经常拉肚子，尤其是吃饱饭后，感觉有大便就得马上去厕所，而便后又会头晕，所以出门在外都不敢吃饭。当时我读初中，就因为这个病，书也念不下去了。父母没少带我看病，也去了很多家大医院，曾诊断为肠易激综合征、慢性腹泻、神经症，中医诊断为脾胃不和、脾虚、肾虚等，用了多种西药、中药、偏方治疗，把自己家的钱和姐姐家的钱都花光了，也没有明显效果。

"当时还没觉得怎么着，后来到了 30 岁，自己的想法也多了，别人都成家立业了，我以后该怎么办呢？我心里开始着急，但自己还病着，娶个媳妇能对得起人家吗？我整天感觉全身不适、乏力、没精神，父母去世的时候，火葬场我都没敢去，怕拉裤子里，姐姐已经够忙了，不想她还得分心照顾我，我只能自己在家待着，默默流泪。"

经过检查，发现这位患者对白菜、大豆过敏，这是他常吃的食品。忌食相关食物 2 周，他的腹泻症状消失了，没用任何药物，体重就由原来的 49 千克增长到了 62 千克，精神状态也一天天好起来了。后来，他给我打来了报喜电话，说年前娶了一个媳妇，带一个 4 岁的小女孩儿，他们一家三口生活得很幸福。在此，我把他的故事分享给大家，让我们一起感受他的快乐。

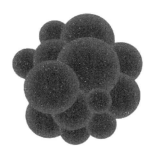

Tips 提 示

　　这是一个食物过敏引起腹泻的故事，因为食物过敏，患者错过了大好的青春年华，放弃了学业，亲情也留下了遗憾。腹泻的原因很多，其中食物过敏很常见，若腹泻发作频繁，则常吃的食物与腹泻的关系往往被掩盖。因此，当出现无明显诱因或久治不愈的腹泻时，要想到过敏的可能性，在医生帮助下进行专业的检查。再次提醒大家，要重视过敏，提高这方面的意识。

想爱不敢爱

　　这个故事讲的是一个黑龙江的小伙子，工人，2008 年的一天来到我们变态反应科就诊。患者自述 6 年来总出现不明原因的头晕、恶心、全身乏力，时有腹痛，经常晕倒，这严重影响了他的工作和生活。小伙子 30 多岁了，一直没有找对象。别人问他的母亲："你儿子怎么还不找对象啊？"他母亲只能说："儿子心气高，一般人看不上。"不敢说身体原因，但其实儿子心里的苦，当母亲的是知道的，儿子希望收获自己的爱情，又怕自己的病治不好，害了人家姑娘。看着同龄人都结婚了，成双成对的，他经常坐在一旁发呆、躺在床上流泪。小伙子本身是公费医疗，但他怕别人知道会影响自己找对象，就到处自费去看病，家里的钱都被他花光了，病也没看好。其实，尽管他不说，单位的人都知道他身体不好，因为他整天精神萎靡不振，三天两头不上班。后来他偶然看了 CCTV-2 的《健康之路》节目，我当时讲了一个与他有相似症状的患者的求医故事。看完节目后他马上来院找我看病，但在诊室等候就诊时因为肚子痛晕过去了。我们立即将他收入院治疗，经检查发现他对大豆、花生、小麦和桃 4 种食物过敏，第 2 天嘱咐患者忌食致敏食物，第 5 天患者就康复出院了。经过 1 年的饮食调整，采用少量递增法，现上述 4 种食物均已恢复到正常食谱中。现在事情已过去 3 年，患者再没有出现类似症状。

Tips 提 示

　　食物过敏在日常生活中非常常见，每个人都可能遇到，严重时会出现像这个患者一样的情况，不仅影响患者本人的身心健康，还给家庭和社会带来沉重负担。但食物过敏又是可防、可治的，所以在日常生活中，我们要对食物相关的变态反应性疾病重视起来，增强疾病防治意识。

突然的身痒

2022 年 8 月的一天，我接诊了一位外地男性患者，他说自己得了一种不好意思说出口的疾病。"只要是漂亮女孩，或比较有气质的女士从我身边经过，我都会莫名其妙地身上发痒，心跳加快，还有点憋不住尿，要是穿着朴素的人经过，我就啥事没有。"他说，"大夫，我这是不是心理变态啊，可是我平常是个很正派的人啊，从来没有那些不健康的想法，这到底是怎么回事啊，我都不好意思跟我爱人说，怕她说我是流氓。"

我听了他的叙述，首先考虑他可能是对某种可吸入物质过敏，因为一般漂亮女孩和生活比较讲究的女士都爱使用香水和化妆品，他从她们身边经过时，闻到她们身上散发的气味就可能发生过敏反应。在问诊过程中，有位香气怡人的女士进屋跟我说点儿事，这位女士走后，他马上说："抱歉主任，厕所在哪儿，我要方便一下。"后来我给他做了过敏原筛查，检查结果与病史相符，也证实了我的推测。

Tips 提 示

　　某些患者会对化学香料和化妆品中的某些添加剂产生明显的过敏反应，此患者就是一个很典型的例子，最好的预防方法是避免接触。过敏体质的人在使用上述物品之前最好去医院咨询一下医生或先少量、小范围试用，必要时做相关检测，以免给自己造成不必要的麻烦和痛苦。避免接触过敏原的同时，还可采用免疫调节治疗，免疫调节治疗对病情控制也有一定的辅助作用。

女孩为何总"夜惊"

这里讲的是一个 4 岁小女孩的故事，她聪明懂事，很惹人怜爱，但是有个"夜惊"的毛病，一到晚上经常惊叫，还止不住地咳嗽，严重时还有喘息、呼吸困难。

孩子曾多次到医院看急诊，还住过院，医生都说是哮喘，可是孩子口服抗过敏药和吸入激素治疗 1 年多，效果不太理想。孩子的病一发作，全家人都担心得睡不着觉，这简直成了家里人的一块心病。

小女孩的家人偶然看到我在 CCTV-10《科技之光》节目"解开怪病之迷"中谈到有的咳嗽是过敏引起的，因此专门带孩子来找我看病。我在向家长询问孩子病史的过程中，发现孩子有一个奇怪的动作，不时地用手搔抓肛门部位，我问家长孩子吃过驱虫药吗？家长说没发现孩子有寄生虫感染的迹象，所以从没给孩子吃过。

我用肛门棉拭子法给孩子进行了检查，发现肛内有蛲虫，过敏原筛查没发现其他的过敏原。孩子口服驱虫药 2 天后，咳喘明显好转，夜惊消失了，已经用了 1 年多的抗过敏药和激素也全部停掉了，10 天后孩子完全恢复正常。

　　家长带着孩子高兴地来复诊，孩子也张开小嘴，用稚嫩的声音说着："谢谢医生阿姨。"此后孩子的妈妈逢人就讲，以前给孩子看病花了不少钱，没有一点效果，在变态反应科一看，吃了不到 3 元的驱虫药，孩子的病完全好了，真没想到，孩子肚里有虫，也会咳嗽、哮喘。

> **Tips 提 示**
>
> 　　儿童过敏性咳嗽、哮喘虽然大多是吸入物和食物过敏所致，但幼儿因为还没有形成良好的饮食卫生习惯，所以要注意是否存在肠道寄生虫。这个孩子实际上存在寄生虫感染，孩子对虫体及其分泌的毒素过敏导致了咳嗽、哮喘。有时家长因为不了解而容易忽略寄生虫感染的可能性，而医生在接诊时则要注意详细询问寄生虫感染的相关病史。

恼人的"节日病"

　　事情发生在 20 世纪 70 年代的农村，一名村民得了一种奇怪的"节日病"，全村人都知道，一到年节他就犯病，表现为头痛、恶心、全身乏力，医生对症用药也无明显效果。

　　迷信的人说，这是他已故的父亲找他，向他要钱来了。自那以后每到年节，患者总是提前给父亲烧纸钱，可是也不管用，照样发病，而且一次比一次严重。

　　严重时患者头痛难忍，会用头去撞墙，还边撞边说胡话，喊着："爸，别折磨我了，明天我给您多烧纸去。"我也曾经给他看过病，当时还给他注射了盐酸哌替啶，口服了咖啡因。这位患者逢年过节就头痛发作的事，也成了人们茶余饭后的议论话题。那时是 1975 年，作为一名乡村医生，我也不知道患者到底为什么会这样？

　　1984 年，我已在变态反应科工作，还不时会回想起这个奇怪的患者，他的病会不会和过敏有关呢，因为他每次都是过年、过节发病，那时农村条件普遍不太好，只有逢年过节才能吃上牛羊肉、大米和小麦粉，平时很少能吃上这些东西。因此会不会和节日的饮食有关呢？

这个患者很可怜，家里较贫困，头痛起来特别痛苦，我很想帮助他，就给他写了封信，问他这些年头痛还发作吗，如果还没好，可以到市里找我来看病。后来他真的来找我了，说头痛一直没见好，经过过敏原筛查，证实他确实对羊肉过敏。

经过进一步询问得知，出生在农牧民家庭的他由于家里生活条件差，只有逢年过节时才能吃上羊肉馅饺子，所以他才会逢年过节就发病。我让他以后改吃牛肉或猪肉馅饺子，患者果然再也没发病。

Tips 提 示

食物过敏有明显的规律性：摄入了特定食物后会发病，不再摄入就好转，再次摄入再发病。事情过去这么多年，我对这个患者的故事记忆犹新，想着一定要把它写出来，主要目的就是想强调食物过敏的重要性和它对人体健康的危害性。食物过敏属于速发型变态反应，只要用心观察，做食物日记，就可以发现过敏原并做出明确诊断。另外强调一点，一定不要迷信，要始终相信科学，这个病例告诉我们，迷信害人不浅！

他的绰号真恶心

事情发生在 2003 年，老张的妻子找我看过敏性鼻炎，我询问她是否有其他与过敏相关的疾病如头痛、口腔溃疡、腹泻等时，她奇怪地问我："腹泻也会和过敏有关吗？"我说："当然啊，很多长期的慢性腹泻都可能是过敏引起的。"

这么一来就打开了她的话匣子，她说："我有件事想和您说一下，我爱人老张，拉肚子 10 多年了，每天大便五六次，有时刚吃完饭，就得马上去厕所。去过很多家医院，肠镜也做了 2 次，都没发现问题，也用了很多药物治疗，但中药、西药都没有效果，而且越着急越拉肚子。

"有一次参加一个朋友的婚宴，大家正高兴举杯时，只听他'噗'的一声拉裤子里了，瞬间满屋臭味，本来参加婚礼是件高兴的事，结果他这么一搞，大家全都很扫兴，因为这件事他还落下一个绰号叫'张拉屉'。

"后来他感到实在无脸见人，差点儿轻生。虽然没成功但自那以后他再也不外出，也不和人交往了，早早退休在家。王大夫你说这会不会就是过敏引起的啊？"我听她介绍完她丈夫的病情，觉得他的腹泻可能和食物过敏有关，因为患者曾多方就医，做过很多检查都没明确诊断，常规治疗也无明显效果。

我告诉老张的妻子："请让你丈夫来看一下吧！"听完我的话，她赶紧跑回家告诉老张："王大夫说你的病可能和过敏有关，让你去检查呢，如果真是过敏，那你的病就有救了！"老张听后，激动得一晚上没睡好觉，第2天早早地就来找我看病了。

经过过敏原筛查，我们发现他对大豆、小麦过敏。而他每天的早餐主要是豆浆、馒头，而且他回忆既往吃油炸糕、大米饭、小米粥时都不发病。于是我让他从过敏原筛查当天开始忌口，结果困扰老张多年的腹泻第2天就好了。3个月后老张开始少量摄入豆腐，逐渐增量。现在老张吃少量豆腐无明显症状，喝一碗豆浆仍会轻度腹痛、腹泻；我让他少量间断进食面食，2年后恢复到正常食谱。自此，他不再发病。

Tips 提 示

　　过敏是涉及多系统的疾病，腹泻也是其表现之一，有时会给患者的工作、生活带来很多麻烦和痛苦，所以面对久治不愈的腹泻时，要考虑是否和过敏有关，必要时可找变态反应专科医生咨询。

阴囊水肿，支起铁架

我的一位患者，患有阴囊湿疹，过敏原筛查结果显示他对霉菌、大豆过敏，经过 4 个月的忌口和霉菌特异性免疫治疗，患者病情明显好转。一次宴会上他跟朋友说："豆制品我得少吃，酒也得少喝，王大夫让我再忌口 2 个月。"这时有人说："不能听王大夫的，她天天说对这个过敏对那个过敏，不能相信这一套！"这个人还给他出了一个偏方，说东北黄豆大酱治阴囊湿疹一保一的效果好，他听了很高兴，酒也喝了很多。

于是患者回到家就将阴囊涂上大酱，第 2 天醉酒醒来时就出现了排尿困难，阴囊、阴茎以及整个会阴部水肿明显，疼痛难忍。他到医院来找我，坐的是一辆解放卡车，而且是由 2 个人架着来到诊室的。刚一见面，他竟然问我医院有妇女用的卫生巾吗？而且他一直站着，怎么都不肯坐下。送他看病的朋友说："命根子都要保不住了，快向王大夫说实话吧。"他这才把事情的来龙去脉讲了一遍，体格检查时，我发现他的阴囊肿得像大水铃铛，还用了个三角铁架把阴囊保护起来了。后来通过盐水湿敷局部、输注激素，他的病情才慢慢得到了缓解。

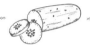

Tips 提 示

　　过敏的患者一定要听专业医生的劝告，要相信科学，不能听信民间偏方，所谓的偏方有时挺害人的，我们医护人员有责任、有义务对患者进行变态反应相关知识的宣教和饮食指导。

术后 8 年切口不愈，
医院竟然没有错

一位 50 岁的女性患者来我们变态反应科就诊。我在体格检查时发现，患者右上腹有一个切口未愈合。详细询问病史得知，患者 8 年前曾做过胆囊切除手术。1 周后出院时切口没长上，医生解释说由于脂肪液化，需每 3 天来换一次药，2 周基本能长好。等到复诊时医生又说 1 个月肯定能长好。可 3 个月过去了，切口仍未愈合，后来做了 4 次切刮，1 年后切口依旧没有愈合。现在已经 8 年了，切口一直未愈合向医院投诉，请律师打官司，都说和医院无关，已经败诉 2 次了。她现在还下岗了，没有钱再请律师，而且一旦败诉，费用就全搭进去了。有个律师听说了她的遭遇，也认同 8 年手术切口不愈合，医院肯定有责任，他愿意给她免费打官司，结果又败诉了。如今她已经没有任何办法了，只能痛苦地忍受着。

我在为她进行体格检查时还注意到，患者腰带金属扣接触皮肤的地方有溃烂，由于患者弯腰时切口正对着金属扣，我高度怀疑患者对金属镍过敏，给她做了斑贴试验，告知她 48 小时后来复诊。第 2 天一上班，她很不高兴地来找我："你是什么大夫，没贴这个东西，我没有这么严重。贴上这东西后，我夜里都没睡着觉，又疼又痒得受不了，切口都流水了。"当时揭下斑试器，发现硫酸镍呈强阳性反应，局部皮肤大片红肿、渗出和糜烂。患者的切口确实也渗出增多。我和她解释道："别不高兴，您应该感谢我，我给您找到病因了，您这个切口 8 年不愈合应该是镍过敏导致的。"

随后，我给患者开了氧化锌油（外用）、氯雷他定片（口服），嘱患者换成无金属物的腰带，结果不到 1 个月，切口就愈合了。原来切口不愈合确实不是医院的错，她属于过敏体质，对金属镍过敏，是特殊的体质导致了这个结果。

Tips 提 示

镍过敏是目前所有金属过敏中最常见的一种。镍皮炎又称镍湿疹，是指接触镍及其化合物所致的皮炎、湿疹样改变。皮炎一般于首次接触镍及其化合物 1 周左右发病。接触部位出现红斑、丘疹，严重时可出现糜烂、渗出，慢性者呈苔藓样改变，有明显瘙痒。

金属镍在我们日常生活中无处不在，比如合金首饰、发夹、手表、别针、金属眼镜框、乳罩搭扣、金属纽扣、门把手、水龙头、不锈钢餐具、电镀金属、金属性劳动工具和洗涤剂。一些食物也富含镍，如韭菜、莴苣、菠菜、无花果、菠萝、李子、鱼、牡蛎、豆类、蘑菇、洋葱、巧克力、罐装食品等。一些文身的颜料中也含有镍、铬、钴和铁等的金属化合物。另外，一些体内植入物如宫内节育器、口腔和骨科假体、心血管内装置（如冠脉再通手术所用的支架）和人工耳蜗均可能含有金属镍。这些物品除影响接触的局部组织，还可波及较远部位的皮肤和黏膜，出现泛发性湿疹，甚至能够引发全身性变态反应。

对于镍过敏，临床上可以通过斑贴试验来查找病因。对于那些属于过敏体质又需要进行体内植入物手术的患者，有必要在植入术前行斑贴试验，如果镍呈阳性反应，应避免选择含镍的植入材料。

她背对丈夫偷偷流泪

1984 年我开始在通辽从事变态反应相关工作，1997 年调到北京世纪坛医院工作。来北京上班的第 2 天，接诊了一位女性患者，主要症状是全身反复出现风团伴瘙痒 3 年余，治疗一直无明显效果。

我问她有没有吃什么食物或接触什么东西后症状加重的情况，另外有没有其他慢性疾病，比如慢性咽炎、鼻炎、龋齿、胆囊炎及口腔溃疡等。她说："大夫你怎么这么神，你说的这些症状我都有。"说着她一张口，我看见她的口腔有多处溃疡，舌体糜烂。她还说："我说话得卷着舌头，伸直就疼，大夫，不瞒您说，我是公司财务主管，领导对我挺关心的，只要听说有好的治疗方法都让我去试试，可什么效果也没有。丈夫总对我说'好好说话，你嘴巴怎么那么大味儿？'"她很委屈，在床上躺着睡觉时，经常背对着丈夫偷偷流泪。

经过过敏原筛查，我发现患者对多种食物过敏，于是嘱咐她忌食引起过敏的食物，并辅以抗组胺类药物治疗。半个月后，患者基本痊愈，我说你应该向你丈夫汇报一下，她说再忌口巩固一个月再说。一个月后的一天，她笑着对丈夫说："你看我有什么变化吗？"丈夫不理她，她大声说："你好好看看站在你身后的人！"丈夫回头一看，眼前一亮，发现她人变得精神了，说话的声音也清晰洪亮了，从此二人的感情又逐渐变好了。

Tips 提 示

一些久治不愈的慢性疾病，尤其是这个病例中提到的复发性口腔溃疡，在排除口腔残根、残冠引发的创伤性溃疡和白塞综合征等自身免疫性疾病后，要考虑是否与过敏有关。变态反应性疾病是一种全身性疾病，可表现在全身各个器官、系统，相同的食物可引起不同的变态反应表现，而不同的食物也可引起相同的症状。

恼人的瘙痒

　　有位外地女性患者找我来看病，主要症状是外阴部瘙痒难忍、疼痛 4 年余，用了各种药物治疗均不见效。不论到哪看病，医生首先问她有无婚外性行为，这让她感到非常痛苦。她的职业是受人尊敬的教师，从小就非常本分，丈夫也非常信任她，到处陪她看病就医，可是每次医生开的检查全是性病化验这一套，而且 3 年过去了，病情一点不见好转。去了多家医院，检查项目也基本都是这些，久而久之，丈夫也有些怀疑了，心想为什么所有医生都问她有无婚外性行为，这其中一定有问题。从那以后，夫妻之间开始一点点地疏远了，后来她因为外阴疼痛、瘙痒实在难忍，到一家医院做了大阴唇切除术，可是外阴瘙痒、疼痛还是存在。再后来，丈夫提出离婚，她也被病痛折磨得几乎精神失常，她说："痒、痛的滋味儿实在钻心般难忍，真是生不如死。"

　　后来，她偶然看了我在 CCTV-1《电视周刊》中"致命的懒病"

一期节目，讲述的是一位患过敏综合征的患者的故事，她抱着一线希望找到我。详细询问了病史后我发现，患者的症状可能和衣物或某种食物有关。过敏原筛查结果显示患者对芒果、桂圆和分散橙 3（染料）过敏，患者说她平常最爱吃芒果和桂圆了。我嘱咐她换掉红色内裤，忌食芒果和桂圆。患者第 2 天阴部瘙痒症状就明显减轻了，第 3 天症状就奇迹般地消失了。我问她为什么长期穿红色内裤，她说自己听人说红色内裤可以带来吉利、幸运，于是在 48 岁本命年买了红色内裤，因为长期生病，也想图吉利，就一直穿着。

患者疾病痊愈后，丈夫了解了事情的原委，主动撤销了离婚诉讼。

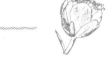

Tips 提 示

在诊疗过程中，详细询问病史最重要，医生应帮助患者回忆发病前后的蛛丝马迹，找出可能的致病原因。科学在不断进步，医学也一直在发展，我们一定不要迷信，要始终相信科学。从这个病例中我们可以看到，迷信害人不浅！

生命历险：两粒腰果险些丧命

　　我的一位患者患过敏性哮喘，经检查为对尘螨、腰果过敏。我嘱咐他暂时忌口，不食此类食物。但一次宴会上有一道菜——腰果炒西芹，他对同桌的朋友说："我吃腰果过敏。"朋友听了却说："别听医生的，听医生的什么也别吃了。"他听了此话就吃了一粒腰果，发现并没有什么反应，过了2分钟他又吃了第2粒，还正在嚼着没有咽下时就感到舌头麻木。

　　"不好，我过敏了！"他说完赶紧打车来医院，跑到变态反应科门口说："我吃腰果了……"话还没说完，他就晕倒在地，面色苍白、四肢发冷、两眼发直，一测血压明显下降，我们立即按过敏性休克予以抢救，患者苏醒后说的第一句话就是："当时要是碰上堵车我肯定就没命了！"

　　这件事情提醒我们：对吸入物过敏的患者，大多数同时伴有不同程度的食物过敏，要遵从医嘱进行适当的饮食控制。

Tips 提 示

　　有严重过敏反应史的患者，应遵照医嘱严格回避过敏原，有条件的患者应随身携带肾上腺素笔，并随身备有抗过敏药物，以减轻来院前的过敏症状，减少或避免过敏性休克的发生。院内发生严重过敏反应时应就地及时开始抢救，首选肾上腺素治疗，应注意切断过敏原接触，保持气道通畅，必要时给予支气管解痉、补充血容量等治疗。

不幸的花季少女

1973 年高中毕业后，我当上了村里的"赤脚医生"，那年 6 月，我路过一户人家时看到大门口围满了人。平素和我关系很好的一位 18 岁的姑娘正躺在炕上，不省人事，裤子湿透了，还有血迹，人们说她被继父强奸了。好心的乡亲们把继父打得头破血流，躺倒在地。没过两天，县公安局把他拘留了。而后来女孩经医院妇科检查证明没有被强奸，于是继父被放回了家。是什么原因导致这种结果？

这事还得从头说起，那天女孩继父从地里运回一车烟叶，让女孩帮忙卸车。结果女孩刚拿了 2 次，就晕倒在地，不省人事。继父就把她抱到炕上，而女孩尿失禁，又正好来月经染红了裤子，血迹留在了炕上。当时女孩母亲在地里干活，弟弟跑去找母亲。而女孩继父就喊邻居："哎呀，快来人呀！我们家孩子晕过去了。" 不一会儿就来了很多人。看着继父慌张的样子，有人就说孩子被继父强奸了。后来虽然调查没有什么事，但误传的结果导致女孩留下了一个被强奸的名声，对象都不好找。

后来，这个女孩在 19 岁时嫁给了一个比她大 20 岁的男人。丈夫对她很好，不吸烟，但一直没有孩子。1984 年，我牵头在通辽成立了首个变态反应科，担任科主任。回想当年的情景时，我首先想到的是这个女孩可能是对烟草过敏，因为女孩平时不能闻烟味，闻到烟味就头痛，会感觉乏力，有时会气短，所以家里人从不吸烟。当时农村没有电话，我就给她母亲写了一封信，让她转交给她女儿，希望帮她检查一下不孕的原因。3 个月后，女孩和她丈夫来找我，通过过敏原筛查，证实她确实对烟草过敏。但不幸的是，她丈夫患有双侧隐睾症，无法生育。

被误解遭受强奸的事情导致女孩一生不幸。虽然后来谜团完全解开，但一切都晚了。

这个故事提示我们，推动我国变态反应学科的发展势在必行，全民普及变态反应常识、加强医生培训非常重要。

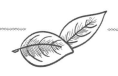

Tips 提 示

　　烟草过敏，既可以是对吸烟产生的烟雾过敏，也可以是对制作香烟的原材料烟叶过敏，主要引起呼吸道症状。女孩在搬运大量烟叶的过程中，短时间内接触了大量过敏原，导致了严重过敏反应，出现了气短、头痛、尿失禁、晕厥等一系列症状。烟草过敏严重时会危及生命。

"癫痫大发作" 30 年

2020 年 10 月，患者张女士坐着轮椅被推进我的诊室。患者自幼经常鼻塞、打喷嚏，间断咳嗽、乏力，一直按感冒治疗，口服中药效果欠佳。患者幼年生长发育迟缓，剧烈运动后出现气短、呼吸困难、呕吐，30 年前突然出现四肢抽搐、口吐白沫、意识丧失、右侧头痛，持续 3 ~ 5 分钟，先后就诊于北京多家医院的神经内科、呼吸内科，均被诊断为"癫痫大发作"，脑电图、肌电图、MRI 检查均未见明显异常。治疗方案是给予苯妥英钠片口服治疗，半年后改为卡马西平片（每次 1 片，每日 3 次）和丙戊酸钠片口服。但患者服药后仍感乏力，经常手足发凉，意识清楚，不能言语，单字发音，生活不能自理，严重时症状持续 1 个月左右，后可自行缓解，不能外出活动，很少与外人交往，因步行艰难，外出时必须坐轮椅。患者近 10 年乏力症状加重，睡眠时打鼾多梦，平卧时出现气短、呼吸困难、胸痛，需佩戴便携式呼吸机，经常坐位睡眠。由于打扫卫生时症状会加重，患者很少从事家务劳动。张女士特别孝顺，婆婆非常喜欢吃饺子，她经常给婆婆包饺子，但每次包饺子接触面粉后都会出现头晕、头痛、乏力加重、心慌、气短并伴有窒息感。她自己觉得是癫痫发作，包完饺子就赶紧去其他屋，再吃 2 片卡马西平。患者多次在饮用煮苹果水后出现呼吸困难、无力，无法活动，意识清醒，不能言语，1 天后病情缓解。患者便秘多年，2～3 天 1 次，有时饭后头痛剧烈，难以忍受，自己就往墙上撞，时不时不会说话，不能单独行动，上洗手间还需丈夫陪伴。患者被多年的病痛折磨得失去了活下去的信心，开始有了轻生的想法。

多年来，患者每 2 个月到医院复诊一次取抗癫痫药物。她把上述症状向主管医生汇报时，主管医生认为喝苹果水后呼吸困难、乏力是不可能的，包饺子后是癫痫发作，但是轻，没抽起来，嘱患者以后少干活。她问医生抗癫痫药还需要吃多久。医生说需要终身服用，她听后大哭了一场。一次，她到北京某医院神经科看病，医生看了既往多次脑电图、肌电图的结果，里面有"癫痫大发作"时和没有发作时的检查，均未发现异常。医生说不像癫痫，但抗癫痫药已吃了 20 多年了，建议按以前的量先吃着观察一下。她自己偷着减了 1 片，没敢和医生说，但病情也没有进一步加重。患者的姐姐说：这药吃了近

30 年了，这次咱换家医院吧。于是张女士抱着试一试的心态来我科看病。

检查结果显示，患者总 IgE 升高；血清过敏原特异性 IgE 检测结果显示小麦、虾、粉尘螨为 2 级；过敏原皮肤点刺试验结果显示，小麦、虾、粉尘螨、苹果、芒果呈阳性反应。由此我得出初步诊断：患者的表现属于过敏反应，癫痫样症状发作。新的治疗方案：先做食物日记，暂时不吃小麦及其制品和其他呈阳性反应的食物，注意除螨及个人防护；口服抗组胺类药物盐酸西替利嗪片，卡马西平片再减 1 片，配合进行免疫调节治疗。2 周后，患者自己高高兴兴地走进诊室，精神状态良好。我开始给患者加做尘螨特异性免疫治疗。3 个月后，患者停用了卡马西平片，恢复了正常生活、外出活动，还到外地旅游了。

这个病例的结局是美好的，作为一名医生我也颇有成就感，能为患者解决问题，是让我最高兴的事。

Tips 提 示

当出现鼻炎、哮喘，其常见的症状是鼻塞、鼻痒、打喷嚏、流涕，不发热但反复发病时，或者出现咳嗽、气喘、皮肤起皮疹时，很多人都知道应该去查查过敏原。但当出现"癫痫大发作"症状时，别说是患者，就是医生也很少会想到要去查过敏原。同样是尘土、尘螨、花粉、霉菌等引起的过敏，多数人会出现鼻部、呼吸道症状，但少数人还会伴有皮肤等部位的症状。同样是食物过敏，有的人会腹泻，有的人却会便秘。这个患者的呼吸道症状也比较明显，但医生和她本人关心的是"癫痫大发作"症状，忽略了相关细节。为什么该患者久治不愈？就是因为缺乏综合判断症状的思维，误诊误治。

这个故事让我们明白了一个道理：变态反应性疾病常表现为呼吸道和皮肤黏膜的症状，表现为不常见的症状时个体间的差异比较大，各个系统均可能有表现。这些症状有一个特点，反复出现且其他学科治疗无效。若有这个特点，那发病很可能与过敏有关，但要注意进行鉴别诊断，以便进行正确的诊断和治疗。医生在诊治患者的过程中，要全面、仔细地询问病史，考虑各种症状和体征的关联性，不要忽略相关细节，以免误诊误治。

26 年腹泻，罪魁祸首是啥

　　一个周三的上午，我出专家门诊，快下午 1 点了，有一位面黄肌瘦、疲劳乏力状态明显的 60 多岁的女性患者走进了我的诊室。她眼神中带着期盼，先向我深深地鞠了一个躬，然后对我说："王主任，我求求您，我已经连续 3 天想找您看病了，可一直无号。前两天我一直等着希望您早点看完诊，再给我加一个号，但您都是下午 1 点多才结束。看您很累，我实在不好意思。今天又这么晚了，耽误您 5 分钟，给我加一个下周的号好吗？"她边说边流下了眼泪。我说："别急，现在就给您看。"经询问，患者从小体质较弱，经常感冒、打喷嚏、流涕，时轻时重，打扫卫生、收拾被褥时更重，口服马来酸氯苯那敏片有效，近 10 年发作频繁，症状加重，伴咽痒、咳嗽，近 4 年出现胸闷气短。半年前，患者肺部 CT 检查提示患肺气肿，一直用药治疗，时好时坏。询问家族史，患者的母亲、弟弟、姨妈都有这方面的症状。患者最后强调说："对我来说，上面这些症状都能忍受，最困扰我的是长期拉肚子，已经 26 年了，整天有气无力的，我感觉都要对生活失去信心了。今天找您也是我最后一次求医了，治不了也就不治了。这么多年来，到处求医，中药、西药用了不计其数，但还是不分白天黑夜，肚子一痛，马上就腹泻，慢一点去洗手间都不行。平均每天 8 ~ 10 次，严重时 8 小时内发作了 24 次。不吃饭还好点，吃了不到 5 分钟就得去拉稀便，无脓血。腹泻严重影响了我的正常生活，因为每天大便次数多，都不敢出门、不敢坐公交车，甚至在自己家都只能在一个离厕所近的小屋里待着。必须出门时，就得到处找厕所，背包里更得时时装着护垫和纸巾。这些年，我四处求医，看过消化内科，胃镜、肠镜都做过多次，都是未见异常，一直按肠易激综合征治疗，无明显效果。中西医各种方法都尝试过，艾灸、拔罐也用过。用左氧氟沙星治疗还造成皮肤瘙痒、色素沉着，过了 3 年皮肤才好转。其他医生考虑我有过敏性鼻炎，也查过过敏原，可什么也没查出来。我最近一周未服用任何药物，您帮我看看。"

　　根据病史，我考虑本病与过敏有关。腹泻的主要原因可能与常吃的某种食物有关。患者的过敏原皮肤点刺试验结果显示，大米呈"++++"，户尘螨呈"+"。

　　我根据既往史、现病史综合分析，初步诊断为过敏性鼻炎、肺气肿、过敏性肠炎。

治疗方案为忌食大米及相关食品，口服盐酸西替利嗪片 2 周，停药，配合免疫调节治疗，口服细菌溶解产物胶囊 7 mg，每天 1 次。建议患者 3 周后复诊。

患者自忌口当天起腹痛、腹泻症状明显好转，第 1 天腹泻 4 次，第 2 天 2 次，第 4 天无便，第 5 天开始每天 1 次正常排便。严格忌食大米，就这么简单的忌口，加上抗过敏治疗，不但腹痛、腹泻好了，连打喷嚏、流涕、咳嗽症状也减轻了，一家人高兴极了。丈夫心疼她忌口辛苦，给她吃了一勺大米，但不到 10 分钟，肚子又痛了，半小时腹泻了 2 次，第 2 天自愈。事实证明，大米的确是引起腹痛、腹泻的罪魁祸首。

Tips 提 示

吸入物尘螨是常见的过敏原，多引起呼吸道和皮肤黏膜的症状，如鼻塞、打喷嚏、流涕、鼻痒、咳嗽、喘憋、皮肤瘙痒、皮疹等。日常生活中接触到过多尘螨时，如开空调、打扫卫生、收拾床上用品、接触动物皮毛等就会诱发上述过敏症状。食物过敏可引起多器官、多系统的过敏症状，常见的是消化道、呼吸道、皮肤黏膜的症状。食物过敏多在进食后2小时内发生，属于速发型变态反应。在日常生活中，如果某种症状每于饭后出现，或身体经常出现固定的一种或多种症状，而常规治疗效果欠佳时，要注意做食物日记，有时不用医生，患者自己就能发现可疑食物。必要时应及时就医并行过敏原筛查，医生会结合病史及时做出正确诊断。

高三学生欲做肛门闭锁、
腹壁造瘘手术放弃高考，结局怎样

2008 年 5 月 6 日，一名 17 岁的高三学生在当地医院被诊断为溃疡性结肠炎、重度糜烂性直肠炎，但长期治疗无效，且病情逐渐加重，近 3 个月发生了 2 次出血性休克，当地医生建议切除直肠，做肛门闭锁、腹壁造瘘手术。家人经再三考虑，觉得保命要紧，决定放弃高考，到北京做手术。

患者家长请我帮忙介绍一位有名的外科医生尽快进行手术治疗。出于职业习惯，我与患者的母亲就病情进行了一番交流，得知了患者的情况。

患者 10 年前每于晨起打喷嚏，常年发作，接触尘土、打扫卫生时症状加重，每年 8、9 月份，眼痒、打喷嚏、流清涕症状会加重，无发热。患者的父亲患有过敏性鼻炎，患者的姨妈患有过敏性咽炎。患者 5 年前进食凉皮后出现黏液脓血便，当地医院医生行肠镜检查后诊断为溃疡性结肠炎。患者口服柳氮磺吡啶肠溶片及中药治疗，时轻时重，每日大便 1 ~ 2 次，偶可见鲜血便，腹痛不明显，长期乏力，3 年前再次于吃凉皮后不到 3 小时出现腹痛、脓血便，自此以后每日大便 1 ~ 2 次，时有脓血便，量不大，先后做过 4 次肠镜检查，诊断为溃疡性结肠炎。患者腹痛呈钝性，长期反复发作，与进食有关，多在饭后发生。患者曾接受中药灌肠及激素治疗，每日 1 次，连续半年，症状有所好转，仍时轻时重，乏力明显，大便每日 1 ~ 2 次，有时便中带鲜血丝，偶有较多鲜血。外科医生强烈建议手术治疗，切掉部分结直肠，做肛门腹壁造瘘。入院前 10 天，患者又于吃凉皮和杏肉后不到 2 小时出现腹痛加重，有大量鲜血便，并伴有恶心、呕吐，呕吐物为胃内容物。患者体重下降超过 5 千克。

　　该患者有明显的过敏性鼻炎症状，我感觉发病可能与尘土、尘螨有关，而且腹部症状加重、大量血便均在饭后发生，3 次严重发作——排大量血便都是在吃凉皮后发生，这说明发病肯定与某种食物有关。我和患者母亲说："您先别着急手术，先查下过敏原再说。"家长当然希望不做手术就能够治好孩子的病。

　　过敏原皮肤点刺试验显示，尘土呈"+++"、尘螨呈"+++"、蒿属花粉呈"++++"；食物 IgG 检测中，鸡蛋、芝麻为 3 级，大米、蛤为 2 级，牛奶、虾、龙虾、杂色豌豆为 1 级，其他均呈阴性。便常规检查结果示便潜血呈"++"，尿常规示尿酮体呈"+++"。血常规、大生化检查未见明显异常。

分析病史，本病特征如下：

（1）鼻痒、打喷嚏、流清涕 10 年，每于 8、9 月份加重，无发热，戴口罩症状可减轻，接触尘土加重。

（2）腹痛呈钝痛，无绞痛，间断便血伴乏力 5 年。腹痛加重时有血便，多与进食有关，多在饭后发生。一直抗炎治疗，中药、抗生素治疗效果不佳。

（3）有反复发作、特应性的特点，并有家族遗传倾向，患者的父亲有过敏性鼻炎，姨妈有过敏性咽炎。

（4）能够查到过敏原，且检查结果与病史相符。

（5）食物 IgG 显示鸡蛋、芝麻、大米等呈阳性反应。

本病具有一定的规律性，符合变态反应性疾病的发病特点。5 年来，严重发作都是在饭后，和吃凉皮有关。我根据检查结果，综合分析病史后初步诊断为过敏性鼻炎、溃疡性结肠炎。

我们给出了一个建议，暂不手术，先观察 1 周。当时孩子自己已经 1 周没吃饭了，一直静脉输入脂肪乳氨基酸（17）葡萄糖（11%）注射液维持。治疗方案为口服氯雷他定片 10 mg，每日 1 次。患者当天中午进食 2 碗小米汤和半两馒头，进食后无不适；晚上进食 1 个馒头和 2 碗小米粥，少量菠菜、豆腐，进食后无不适；第 2 天停用营养液，以面片、小米、馒头为主食，感觉良好，无不适；第 3 天以白面馒头、小米粥为主食，配合 4 种蔬菜（菠菜、豆腐、白菜和土豆）混合搭配，食欲大增，感觉良好；第 4 天，患者继续忌口阳性反应食物，无任何不适，精神良好，体重增加，有食欲，我嘱患者适当控制，不能吃得过饱，停用氯雷他定片，观察 2 天，患者无任何不适，第 7 天就回家了。

患者在家休息 1 周，参加了当年高考，超常发挥，考入了中国人民公安大学。后经过 2 年的忌口，采取致敏食物少量递增法，患者逐渐恢复了正常饮食。通过做食物日记，患者 3 年后又发现了新的致敏食物——辣椒，食用后主要表现为腹部不适、乏力，忌口后未再发病。10 年后随访，这个幸运的孩子一直没有复发，现在已经是一名优秀的人民警察了。

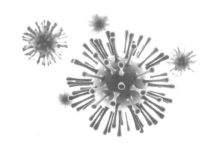

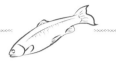

Tips 提 示

　　本病例是食物引起的严重的消化系统疾病，属于食物不良反应范畴。食物不良反应包括食物过敏、食物不耐受和食物中毒等，临床表现及诱发机制复杂。临床上可通过食物过敏原和食物 IgG 检测来排查，但关于食物 IgG 检测的应用目前在学术界仍有争议，其作用机制尚无明确的循证医学依据。现实生活中，少数患者食物 IgG 检测呈阳性，在专业医生的指导下，经过暂时忌口及饮食调整，临床效果非常好。因此，当出现无明显诱因的消化系统症状且常规治疗效果欠佳时，应在变态反应科医生的指导下进行相关检查，以排除食物因素引起的严重食物不良反应。

都是尘螨惹的祸

吴女士，50多岁，北京人，鼻塞、打喷嚏、流涕十余年，常年发病，晨起加重。她一直按"感冒"治疗，后来被诊断为慢性鼻炎，先后进行两次电灼术治疗；最近3个月病情加重，出现咳嗽、气喘、呼吸困难、胸闷，活动后加重，一直应用抗生素治疗未见好转。她先后就诊于多家医院，做了各种检查，血常规、胸部X线、头部CT和胃肠相关检查等都显示正常，但是病情却逐渐加重。患者鼻塞明显，头痛加重，喘憋，呼吸困难，胃痛、恶心、呕吐，腹痛、腹泻，皮肤瘙痒，连续半个月不能进食，靠输液维持生命。患者白天输液，夜间还常去看急诊，因为一到夜间病情就加重，呈现极度呼吸困难状态，感觉人就要憋死了，每次发病均是相同症状，也不发热，曾进行急诊抢救，当时输注抗生素和激素后喘憋稍有缓解，停药几个小时后复发，医院检查又未见器质性病变，家里人急得不得了，这么严重的病竟然找不到病因。耳鼻喉科、呼吸科、消化科、皮肤科、急诊科的相关检查都正常，患者及家属满怀焦虑，抱着试一试的心态来到世纪坛医院变态反应科。

当时，吴女士由其丈夫背着进入诊室，她的精神萎靡，口唇青紫，喘憋、呼吸困难，身体极度虚弱，营养状态不良，体重 51 千克。体格检查见体温、血压正常，呼吸急促，双肺可闻及哮鸣音，心率稍快，重症病容。

过敏原筛查结果显示，血清过敏原特异性 IgE 检测：户尘螨为 2 级，蟹为 1 级，鸡蛋清为 1 级。我根据既往病史及检查结果，诊断为过敏性鼻炎、哮喘。

分析病史：头痛与鼻塞有关；恶心、呕吐、腹痛、腹泻考虑与大量应用抗生素类药物产生的不良反应有关。

治疗：①停用抗生素，避免接触过敏原；②食物忌口，做食物日记；③预防尘螨，减少接触，清洗枕套、床单并用开水烫洗；④缓解过敏症状，应用抗组胺类药物、白三烯受体拮抗剂。经上述治疗，患者第 2 天病情稍有缓解，能进食；3 天后明显好转；1 周后恢复正常饮食，精神状态好转，鼻塞、打喷嚏、流涕、喘憋、呼吸困难、皮肤瘙痒及胃肠症状基本消失，偶有发作，能忍受，不需要特殊治疗。患者 1 个月后体重增加了 5 千克多。至此，患者病情得到了有效控制，前后对比简直判若两人，经过 2 年尘螨的特异性免疫治疗，症状明显好转，效果良好。

　　吴女士饱受病痛折磨十余年，没想到竟然是尘螨惹的祸。

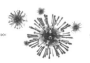

Tips 提　示

　　尘螨是属于节肢动物门的一类微小动物，全长 200 ～ 600 微米，肉眼通常看不见，是室内最常见、最主要的过敏原。尘螨能够诱发过敏性鼻炎、过敏性哮喘、荨麻疹等多种变态反应性疾病，引起过敏的物质主要是尘螨的排泄物（粪便）和脱落的皮壳。尘螨属于吸入性过敏原，尘螨过敏的患者，症状常年性发作，接触尘土、打扫卫生、开空调、收拾旧衣物等时症状加重。确诊尘螨过敏后，一方面要在生活中科学除螨，另一方面要对因治疗——特异性免疫治疗。

　　另外，长期使用抗生素可破坏肠道正常菌群，造成肠道菌群失调，导致腹泻、腹胀等一系列消化道症状；长期使用抗生素还可导致二重感染，如真菌感染，当然还会造成体内致病菌产生耐药性。因此，一定要正确诊断，避免抗生素的误用和滥用。

药 "去" 病除

2023 年一个普通工作日的上午，在北京世纪坛医院变态反应科走廊里，与其他忧虑或者急切的患者不同，马先生显得格外轻松。他是复诊患者，此次专门驱车从外地赶来向我们报喜，因为困扰他 5 年多的荨麻疹不见了。

2022 年 12 月 30 日，来自河北的马先生来就诊，他说 5 年前开始全身皮肤起风团，症状时轻时重，近半年来瘙痒更加严重了，全身被抓得多处出血，痒得整夜无法入睡。各种抗过敏药轮着加倍用，还是瘙痒难忍，尤其是会阴部痒得严重。他曾就诊于当地多家医院，西药、中药服用了很多，还使用了针灸、理疗、按摩，仍不见好转。虽然口服抗过敏药物后症状有所减轻，但始终不能完全控制，一停药症状就加重。他想只要能解决自己疾病的困扰，哪怕花费重金也在所不惜。

他偶然听说朋友 10 多年的慢性荨麻疹，在北京世纪坛医院用奥马珠单抗治疗 4 次就彻底好了。马先生迫不及待地来到我们科，也想用同样的治疗方案。通过详细询问病史发现，原来马先生得高血压有好些年了，之前听说有种新药效果很好，就把常用的降压药换成了这种，还一次性备了半年的药量。正是换药之后，他开始出现反复难愈的荨麻疹。根据对病史、症状和体征的仔细分析，我认为不能排除药物不良反应相关的慢性荨麻疹。"不用过于担心，也不一定需要花费重金，您这个病可能没那么复杂。"我建议马先生先停用既往原有降压药及抗过敏药，观察症状变化，如停药 1 周后仍不能缓解，再考虑用生物制剂等进一步治疗。

果不其然，患者停药 2 天后皮疹和瘙痒症状就明显好转了，1 周后便有了我们故事开头报喜的一幕，困扰他多年的顽疾就这样"轻而易举"地被治愈了。

Tips 提 示

"是药三分毒"，对症药物是救命的良方，但是不可否认，药物也存在各种不良反应，其中药物过敏主要表现为皮肤症状，但其他器官或多系统损伤也较常见。由于降压药不能轻易停用，也未曾想这类常见的药物竟是导致疾病的罪魁祸首，所以马先生的症状困扰他 5 年多。致病因素可能有千种万种，抽丝剥茧，从细微处挖掘疾病的根源，是巧妙解决过敏相关疑难杂症的"金钥匙"。

是"癫痫"
还是"儿童多动症"

2003 年的一天，一对夫妻带着 8 岁的儿子来就诊。孩子着装整洁，一身名牌，活蹦乱跳，很可爱。父母却愁眉不展，眼神中充满着期盼。

患儿出生时是顺产，出生后身高、体重、生长发育正常。父母希望孩子能够成为对社会有用的人，因此孩子从 8 个月开始参加婴儿训练班，动作、理解能力比一般的孩子强。孩子 1 岁时父母为他聘请了专职的幼儿教师。孩子 2 岁时，识字 500 多个，背诵儿歌 50 多首，能看图说话、讲儿童故事，还会跳街舞，祖孙三代人非常开心快乐。2 岁 8 个月时，不知什么原因，孩子突然出现间歇性两眼发直、眼球上翻，不停地揉鼻子，偶有摇头，和他说话无反应。父母赶紧带孩子到医院进行检查治疗，当时考虑"癫痫小发作"。后来又到多家医院就诊，检查均未见异常，未用药，只是观察，定期随访。孩子的症状不见好转，还出现多动、性情急躁、注意力不集中的表现。孩子 3 岁时，以前会的东西全都不会了。孩子以前那么聪明，现在变成这样家长怎能接受得了？于是孩子母亲放弃了工作，父亲也没有心思工作，带着孩子辗转于多家医院儿科就诊治疗，最后诊断为"儿童多动症"，孩子症状一直未见好转。

　　问诊过程中，我问孩子几岁了，孩子说自己3岁，但对其他问题基本没有反应，就是不停地无目的地乱跳、自言自语，不知道在说些什么。孩子母亲说观察到孩子吃多种食物后会揉鼻子、流清涕，吃虾、蟹后皮肤起风团，喝牛奶会腹泻，吃巧克力后动作频繁，去地下车库时会打喷嚏。3岁时，为了加强对孩子的培养，夫妻俩把孩子送到了特殊教育学校。

　　根据病史分析，我判断这个孩子的症状可能与过敏有关，不排除尘螨过敏。吃虾、蟹后皮肤起风团，喝牛奶会腹泻，吃巧克力兴奋多动，既往就诊时家长未向医生提及这些病史。

　　过敏原筛查显示，总 IgE 为 368.61 KU/L，血清过敏原特异性 IgE 检测示户尘螨为 2.43 KUA/L（2级）、粉尘螨为 3.04 KUA/L（2级）、虾为 0.57 KUA/L（1级）；过敏原皮肤点刺试验显示大豆呈"++"、花生呈"++"；食物 IgG 检测显示，巧克力为 439.199 U/mL（3级），牛奶为 332.154 U/mL（3级），小麦为 240.152 U/mL（3级），虾为 216.450 U/mL（3级），螃蟹为 206.746 U/mL（3级）。

根据病史与检查结果，初步诊断为过敏性鼻炎、荨麻疹、儿童多动症（待查，当时并没有完全排除）。治疗方案为忌口，做食物日记；粉尘螨滴剂舌下含服；口服盐酸西替利嗪滴剂2.5 mg，每日1次；卡介菌多糖核酸注射液肌肉注射，每次0.5 mL，每周2次。

1个月后复诊，患儿鼻痒、打喷嚏、皮肤起风团的症状明显好转，眼睛上翻偶有发作，注意力不集中稍有好转，原来坐不住，现在看电视的时候能坐15 ~ 20分钟。

2个月后复诊，患儿较前无明显改善。尽管这样，不管他听不听，母亲也继续陪孩子读书、写字，孩子的认知能力逐渐有了提高。患儿一直坚持到医院复诊，我们也在跟踪治疗。

6个月后是元旦，学校举办联欢会，孩子、家长都参加。老师选了一个平时表现比较好的学生做主持，由于人多，做主持的孩子紧张得说不出话来，老师不停地鼓励，在台上一遍一遍地教。这时，他冲上舞台，抢过话筒说："你咋这么笨呢？我替你说。"然后拿起话筒就讲："亲爱的老师、同学们，我是3班张某某，今天由我来主持元旦联欢会，感谢各位叔叔、阿姨在百忙之中出席本次活动。"还给大家鞠了一躬。会场响起了热烈的掌声。孩子的家长惊呆了："这是我儿子吗？没看错吗？真的是我儿子。"

第2天孩子父亲与孩子一起把这份幸福与喜悦告诉了我

们，真是为他们高兴啊。孩子9岁时被送进了正常学校的学前班，学习成绩良好。孩子的家长多次向我们表达诚挚的谢意，感谢我们给孩子带来了新生，对于我们而言，孩子康复了就是对我们最好的鼓励。孩子恢复了正常儿童的幸福生活，我们发自内心地为孩子感到高兴。

Tips 提 示

　　在日常生活中，当儿童、青少年出现情绪急躁、多动、注意力不集中或眨眼、耸鼻、努嘴、摇头、面部小肌肉群抽动等不自主动作时，临床上多首先考虑神经系统疾病，最常诊断为"癫痫小发作""抽动症（抽动障碍）""儿童多动症"等。这类疾病经神经科医生对症治疗往往是有效的。当常规治疗无效时，一定要关注症状与食物因素及周围环境因素是否有关。部分患儿因尘螨、花粉等吸入性过敏原诱发过敏性鼻结膜炎时，也可出现上述症状，但较少见；另外，长期食物过敏（即食物变态反应）也可诱发类似症状。

　　因此，当孩子出现情绪急躁、多动、注意力不集中或不自主活动，且常规治疗无效时，不要忽略过敏相关因素，应及时寻求专科医生帮助，以防误诊、误治。

皮肤瘙痒彻夜难眠

2022 年 2 月 7 日早上 8 点，一位 80 多岁白发苍苍的老人由他的儿子搀扶着走进了我的诊室，老人面色难看、愁眉不展，看起来极其痛苦，情绪易激动。

老人自述 2 年前某日突感皮肤瘙痒，臀部、前胸、后背、头颈部也相继出现了丘疹样的皮疹，发病时奇痒难耐，不停搔抓，夜间症状更明显，严重影响睡眠，最严重时每天睡眠不足 2 小时。老人的儿子带着他走访过多家大大小小的医院，试用过各种治疗方法，比如内服外洗、中药治疗，但一点效果都没有。父子俩在寻医求药的过程中，听着各种治疗顽固性瘙痒症的广告，希望一次次地燃起，最终又一次次地破灭。想着儿子也 60 多岁了，还得陪他到处求医，而且还久治无效，患者几度因为这治不好的"痒症"想寻短见。他和儿子说："别管我了，让我自己了断好了，早死早解脱。你没有得我这病，感受不到这种痒是什么滋味，我真是生不如死呀。"亲朋好友也都劝他，现在医疗条件这么好，一定能看好这个病。在一位朋友的极力推荐下，老人决定最后再给自己一次机会。在叙述病情的过程中，老人也向我们袒露了心声，他没抱太大希望，只要痒得轻点，让他每天能睡上四五个小时就可以了。

通过详细询问病史，我考虑本病可能与尘螨过敏和皮肤寄生虫感染有关。过敏原筛查和毛囊虫检查显示，总 IgE 为 151.50 KU/L，血清过敏原特异性 IgE 检测显示粉尘螨为 4.48 KUA/L（3 级）、户尘螨为 3.23 KUA/L（2 级）；毛囊虫检查呈阳性。根据检查结果和病史进行综合分析，初步诊断为过敏性皮炎、皮肤毛囊虫感染。治疗方案为停用既往药物；用硫磺皂清洁皮肤，每日 1 次，连用 5 ~ 7 天；口服甲硝唑片 1 周；外用复方氯霉素洗剂；尘螨特异性免疫治疗。建议进行室内大扫除，清洗空调、窗帘、床上用品及衣物。

1 周后复诊，父子俩满脸笑容。患者回家当天按照我的医嘱执行，当晚入睡 4 个小时，第 2 天睡了 5 个多小时，第 4 天能睡上 6 个多小时。患者夜间能睡觉，心情就特别好，不感觉疲惫，也能多吃点东西，还能和老朋友谈笑风生。困扰患者 2 年的瘙痒在 1 周内基本止住了，偶有轻度瘙痒，转移注意力不去想也能忍受，已经不影响正常生活了。

转眼间，2 个月过去了，父子俩再次推开了诊室的门，这次患者非常激动，热泪盈眶，紧紧握住了我的手，那一刻我看到了一张重获新生后灿烂的笑脸。患者的儿子说他父亲一定要亲自来找我，和我诉说他的心情，分享他现在的美好生活。患者如今每晚睡眠香甜，不再受皮肤奇痒的困扰，特异性免疫治疗也初见成效。

他表示希望通过自己的案例让更多人了解过敏，于是我们为患者记录了病情好转的心情及真实感受，制作成小短片，在为基层医生和广大患者讲课时播放，以期能给人们启发，警示大家关注过敏。

Tips 提 示

尘螨主要存在于粮食、皮毛、被褥、布艺沙发、空调中。当在室内出现规律性皮肤瘙痒时，尘螨过敏可能是诱因之一。通过过敏原皮肤点刺试验或血清过敏原特异性 IgE 检测可以明确病因。尘螨过敏的患者在日常防护中需要注意经常进行室内除螨，并特别注意床下、柜子死角处。毛囊虫主要存在于毛囊中，油性皮肤的人易发生毛囊虫感染，有传染性。清洁皮肤、消毒接触物品很重要。本案例就是通过详细追踪病史，结合专科检查结果明确了病因，经积极的对症、对因治疗，取得了良好效果。

对岳父"过敏"

　　某个周一早上，如往常的每个工作日一样，门诊大厅里熙熙攘攘。变态反应科候诊区也已经坐满了患者，其中有几个熟悉的面孔，是老患者来复诊，我们互相简单问个好或者点头示意，走过时隐约听到有个男患者说了句："她就是王学艳主任呀……"

　　由于随诊医生告诉我今天预约的患者有点多，还有几个外地辗转过来求诊加号的，因此还未到上班时间我就提前到诊室出诊了。患者中有成人重度特应性皮炎严重影响生活的，也有青少年重度哮喘控制不佳影响学习和运动的……连着看了几个重症患者后，进来了一位中年男性，看着很是谦逊有礼，给我鞠了两个躬，说："王主任，我这个病有点说不出口。我思想斗争了好久才决定来找您。我不敢和亲友、其他医生说，担心被误认为不孝。我觉得我对我的岳父过敏。"我说："没关系，你把你的真实情况如实告诉我，我帮你分析下原因，看看到底是怎么回事。"

患者的岳父因为脑梗死后遗症卧床一年多，生活不能自理，患者的妻子是独生女，还要在家照顾年幼的儿子，于是照料岳父生活起居的责任就落在了患者的身上。刚开始还好，但2个月后，患者一到岳父屋里就打喷嚏、流鼻涕，还觉得有点胸闷、憋气，时间长了还觉得浑身瘙痒，到客厅、厨房或者其他房间能好点，回到自己家里就一点事儿没有，后来甚至觉得一接触自己岳父就浑身痒得难受。反复这样后，他觉得自己对岳父"过敏"。

分析病史，患者岳父住一个老房子，家里的物件，比如床垫、被褥，也好多年没换过了。女儿给买了新的床上用品岳父也不舍得用，觉得是浪费钱，床垫、被褥没烂没破还能用。患者给岳父叠被或者打扫卫生、接触灰尘的时候就会打喷嚏、流涕，一开始症状不明显，也就没在意，但逐渐越来越严重，后来患者一进岳父的房间就感到气短、呼吸困难，尤其是收拾床铺时症状会加重，皮肤痒得厉害。

我认为他不是对岳父过敏，可能是对尘螨过敏，因为岳父长年卧床，床上用品也已使用多年。过敏原皮肤点刺试验显示，粉尘螨呈"++++"（有伪足）、户尘螨呈"++++"（有伪足）。我明确地告诉他："你是对尘螨过敏。回去给你岳父换个向阳的干净房间，把床垫、被褥都换成新的，勤洗勤晒，衣物、床单、被罩都用热水烫洗一下，家里勤吸尘打扫、开窗通风，另外再配合着抗过敏药物治疗，2周后再过来复诊，咱们看看症状变化。"

2周后，我刚进诊区就看到患者在候诊区坐着，看上去十分高兴。

"王主任，您真是帮我解决了个大难题。我按照您说的方法，配合着用药，现在果真好多了。"患者满脸笑容地说。

我告知患者这些药物只能控制症状，要想从根源上解决问题，还得进行特异性免疫治疗。我们向患者详细介绍了特异性免疫治疗的目的、原理、疗程、疗效以及相关注意事项等。患者在我科接受了尘螨特异性免疫治疗。经过2年的特异性免疫治疗，病情得到有效控制。

Tips 提 示

这个病例告诉我们，应加强对变态反应知识的科普宣传，进一步强化公众对变态反应的认识。尘螨过敏主要引起呼吸道症状，部分患者也可以出现皮肤症状，应注意防护，并在专科医生的指导下接受规范的治疗。

最贵的一束百合花

2023 年 8 月，我去基层医院开展"健康中国行"活动。在出诊带教过程中，遇到了一位 62 岁的女性患者。她自己讲述道：就在 2023 年 4 月的一天，她到县城探望儿子，儿子的同事送给她一束百合花。大家正在欢笑时，她突然晕倒在地、呼吸微弱、口唇青紫，后被送往医院进行积极抢救治疗仍无明显好转迹象，一直处于昏迷状态，医生先后下达了 3 次病危通知书。入院第 11 天，她醒过来了，看到亲人们个个目光绝望、眼含泪水。她安慰大家："只要我还有一口气，我都要努力地活下来，和疾病斗争。"她及时告知医生自己的过敏史，接受了抗过敏治疗，5 天后终于脱离了危险。她高兴地对我说："王主任您看，我们这不但风景美，鲜花也很美，一束百合花让我花费了近 20 万元，这可是我一生中最贵的一束百合花。"她性格开朗，总是面带微笑，但说话却气短，有时能听到哮鸣音。

我通过详细询问病史得知，她从 20 多岁起就经常出现打喷嚏、咳嗽、气短的情况，活动后加重，自己也会听到哮鸣音。她不敢去花店，一去症状就加重。当时她并不知道出现这些症状的原因。

过敏原筛查的结果显示，她对尘螨、小麦面粉过敏。

检查结果还显示她的肺功能显著减退，但她自己觉得没什么问题，能扛得住。我给她提出了指导性建议：暂时不吃含小麦面粉的食品，不要再接触百合花，做家务及打扫卫生时戴口罩，将地毯暂时卷起来用塑料布包上，窗帘、被褥彻底除螨；先观察一段时间，再考虑进行特异性免疫治疗。

她第三天一早到医院来找我，说一切按照要求做了，觉得呼吸特别顺畅，也不打喷嚏了。

10 月 12 日这天，距她来就诊正好 2 个月，我和她通了个电话，了解了一下她的病情。她说自从不接触地毯、不吃含小麦面粉的食品后，一切正常。我由衷地为她感到高兴。

Tips 提 示

变态反应性疾病，首先应明确过敏原，治疗过程中避免接触过敏原，采取适当的防护措施十分重要。

　　为什么这位患者接触到一束百合花几分钟就进入休克状态？因为她本身是过敏体质，平时对小麦面粉、尘螨过敏，经常闻及哮鸣音，身体处于高敏状态。当天吃了含小麦面粉的食品，又接触到了百合花，导致了严重的过敏反应，所以短时间内进入休克状态。幸运的是抢救及时，患者最终脱离了危险。

　　加强科普宣教工作、提高大众对变态反应性疾病的重视非常重要。有严重过敏反应的患者，应随身携带过敏小药箱，常备肾上腺素笔，并事先在医生指导下掌握药物用量及注射方法。

　　过敏小药箱：

　　成人可备用硫酸沙丁胺醇吸入气雾剂，肾上腺素笔，氯雷他定片、盐酸西替利嗪片、依巴斯汀片等抗组胺类药物，孟鲁司特钠片，地塞米松片，布地奈德福莫特罗粉吸入剂。

　　儿童可备用氯雷他定糖浆或盐酸西替利嗪滴剂等抗组胺类药物。

被冤枉的婆婆

2007 年的一天，我收到一封来自一位多年未见的好友的信，在信里，她叙述了孙女出生后的经历。孩子出生后的第 3 天皮肤出现湿疹，时轻时重，皮肤红痒，严重时流黄水，头皮有厚厚的结痂，眼周、口周都是水疱，吃奶就哭。儿媳说孩子是热着了，总是不给孩子盖被子，婆婆不忍心，悄悄把被子给孩子盖上，儿媳在照顾孩子的问题上与她多有龃龉。看到孩子这么痛苦，她十分难受。孩子 6 个月时，儿媳患了化脓性扁桃体炎，去医院输液，医生要求一周不能哺乳，孩子只能吃奶粉，结果吃了 4 天皮疹全退了。此后改成了奶粉喂养，孩子的病也好了。

现在孩子 7 个多月，要添加辅食，吃蛋黄和几种蔬菜都平安无事，但是有次给孩子喝了一口面汤，不到 5 分钟孩子就出现口周皮疹，不到 20 分钟全身起了一大片皮疹。她说孩子又过敏了，儿媳却不认同甚至出言不逊。她感觉很冤枉，哭了 2 天，这才偷偷给我写了这封信，她问我孩子的病到底是怎么回事，想和我通个电话。

我收到信了解了情况后，告诉她可以在预定的时间接电话，还特意嘱咐一定让她的儿媳也听一下。我在电话中明确地告诉她，孩子出现湿疹应该和小麦面粉有关。只要儿媳不吃小麦面粉，即使换回母乳，孩子也不会发病，而且添加辅食要采用单一品类少量递增法，以便及时发现是哪种食物过敏。孩子母亲很认可我的说法，孩子没有再发生湿疹。可到 1 周岁过生日时，孩子吃了半根龙须面又发病了。此后孩子一直忌口小麦面粉，10 多年过去了，孩子仍然不能吃小麦面粉，甚至家里人和面时，孩子进厨房都会立刻出现皮肤瘙痒。

Tips 提 示

一般食物过敏是阶段性反应，与患者某一阶段身体的免疫状态密切相关。随着儿童年龄增长，免疫系统逐渐发育完善，通过饮食回避、少量递增法（相当于口服脱敏），一般导致过敏的食物都能逐渐恢复到正常食谱中，只有极少数人终身对某种食物过敏，目前最有效的办法就是回避。

接吻过敏

2015年10月的一个周三上午，我的诊室来了一对青年情侣，两人均是19岁，男孩是外国人，女孩是华侨，专程从国外来找我看病，希望全面检查一下过敏原。男孩从小就对花生过敏，曾多次在进食少量花生及相关食品后发生休克，自此他不敢碰任何花生相关的食品，并且随身携带肾上腺素笔。男孩自17岁与女孩谈恋爱后，经常出现皮肤瘙痒、荨麻疹，伴心慌、气短，先后发生过20多次，而且都是在接吻后。双方父母都反对他们接触，但女孩非常坚决，说他们要相爱一生。男孩这么多年也没吃过花生，不知道是否还过敏，希望做花生过敏原皮试。在签署知情同意书后，为安全起见，我们从1∶1 000 000开始做（一般患者从1∶100做，稀释了10 000倍），结果显示花生呈"+++"。

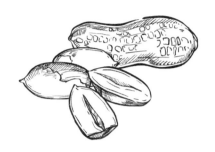

　　我又详细询问了两个人的生活史，根据国外饮食习惯，他们经常吃花生酱三明治，男孩十分警惕，从不吃，但女孩爱吃花生酱。男孩每次荨麻疹发作，多数情况下可在 2 小时后缓解。有几次接吻，女孩没吃花生酱，男孩就没有发病。因此我们高度怀疑接吻过敏与女孩吃花生酱密切相关，这应该是男孩多次发病的原因。

　　女孩说花生酱是她的最爱，非吃不可。回国前她特意又来询问我："如果一不小心吃了花生酱，还想接触男朋友怎么办？"我开玩笑地跟她说："你先刷牙、漱口，2 小时后再看看他有没有反应。"她还当真试了试，后来复诊时告诉我，2 小时后反应不大，不吃就彻底没事。从此男孩、女孩没有再发生接吻过敏。

Tips 提 示

　　花生是致敏性较强的食物，可能引起极严重的过敏反应，甚至休克。有的人接触极微量的致敏食物，就可发生严重过敏反应。间接接触（如接吻、闻到气味、皮肤接触），也可引发过敏反应，甚至是严重过敏反应。建议大家购买食品前要看一下食品的标签，含有致敏成分的物质要谨慎购买，既往曾引起严重过敏反应的食物要绝对禁食。对致敏食物在医生指导下采取少量递增法逐渐耐受，有可能使致敏食物回到正常食谱中。另外，对曾导致严重过敏反应的食物，在做皮肤试验时一定要从低浓度开始，逐渐递增浓度，以避免皮试诱发严重过敏反应。

重现的笑容

　　一天，一个七八岁的小女孩，被妈妈领着走进了诊室。小女孩打扮精致，梳着小麻花辫，花朵一样的年纪，却不太爱笑，目光有些呆滞，显得和同龄的孩子有些不同。我仔细观察，发现小姑娘眼神有点儿躲闪，时不时地张张嘴、摇摇头，还会不时吭吭地清嗓子。我问小女孩哪里不舒服，她也只是皱皱眉头，并不说话。

　　旁边的妈妈显得忧心忡忡，说孩子从小就省心，学习上也自觉，没想到从今年秋天开始，老师反映她在课堂上总是做小动作，有时扭头，有时扭身子，坐不住的样子。起初妈妈总是教育她，可是小姑娘也很委屈，自己也控制不住自己。本就自尊心强的小姑娘越来越自卑，害怕和人眼神接触，话也变少了。

　　妈妈这才意识到孩子可能生病了，辗转去了多家医院，最终等来了"儿童多动症"这一诊断。由于担心副作用，孩子妈妈也不甘心给孩子用精神类药物，转而求助中医，但各种汤药断断续续不知喝了多少，症状时好时坏。

孩子于秋季起病，这个时间点引起了我的关注。加上孩子时不时揉鼻子，也有明显的黑眼圈，我想，也许这是诊断的切入点。

详细询问病史后，我发现孩子鼻塞、鼻痒、眼睛痒的症状已经有 3 年了，每到秋季就加重。加重时间和努嘴、摇头、清嗓等其他症状发作的时间有重叠。进一步完善过敏原筛查，结果显示多种秋季花粉、小麦面粉呈阳性。

孩子的所有症状可能都是过敏导致的，听到这个判断，妈妈的眼睛亮了起来，说："我们终于看到希望了！"我建议忌食致敏食物，口服抗组胺类药物，5 天后小姑娘的症状就明显减轻了，不自主的小动作消失了，鼻子症状也好了很多。第 2 次在门诊见到母女俩时，孩子妈妈一脸轻松，小姑娘也明显变得开朗了，脸上露出了灿烂的笑容。我建议进一步进行花粉特异性免疫治疗，配合少量递增法逐步恢复正常饮食。

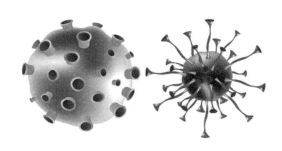

Tips 提 示

　　过敏不仅可累及呼吸道、消化道及皮肤，产生常见的鼻炎、哮喘、皮疹等症状，同样可累及神经系统，如过敏相关的儿童多动症。若能找到明确的过敏原，也就找到了有效治疗的钥匙。过敏性鼻炎患儿易被误诊为儿童多动症，变态反应科医生应注意询问患儿是否有变态反应性疾病史，并行过敏原筛查，以避免误诊的发生。同时，精神科医生也有必要了解和掌握儿童多动症与变态反应性疾病之间的潜在联系，尤其是与过敏性鼻炎的相关性，在正确进行临床诊断的基础上达到最佳治疗效果。

扑朔迷离的"食物过敏"

　　2020 年 6 月，一位来自南方城市的患者，由丈夫陪同专程来北京世纪坛医院变态反应科就诊。患者自 2014 年 6 月起，做饭、包饺子、揉面时会出现鼻子痒、流涕、面部皮肤瘙痒，不到 5 分钟即出现全身皮肤潮红、气短、呼吸困难。不但接触小麦面粉时会这样，接触玉米面时也会出现上述症状，她先后 6 次因出现严重症状到医院抢救才脱离危险。

　　5 年来，患者经常于饭后 20 分钟左右出现恶心、呕吐、腹痛、腹泻、皮肤潮红，严重时气短、呼吸困难。曾有一次意识丧失、尿失禁。当地医院诊断为食物过敏，经过敏原筛查发现，患者对 20 多种食物过敏，包括大米、小麦面粉、玉米、小米、杂粮等。医生嘱严格忌口，不吃大米、小麦面粉、玉米等相关的各种食品，忌口有效。从此患者的饮食以蔬菜为主，不吃主食，但长时间忌口主食后，感觉体质明显变差。近两年患者体重更是由 65 千克降到 45 千克，面黄肌瘦，虚弱无力，一天到晚没精神。

　　患者婚前身体健康，结婚后第 2 年足月生产健康男婴。根据既往病史，我们考虑到患者多次发生严重过敏反应，且忌口有效，应再进一步明确过敏原。检查结果显示，大米、小麦面粉、玉米面等 20 种食物均呈阴性。患者的总 IgE 为 468.00 KU/L，血清过敏原特异性 IgE 检测示粉尘螨为 6 级，户尘螨为 1 级，呈阳性反应。

　　患者进食部分食物有症状，忌口症状消失，但是食物过敏原呈阴性，临床症状与过敏原筛查结果不相符，这让人百思不得其解。我们再次询问了患者的家庭生活环境和生活史。据患者丈夫讲述，5 年来他一直在外打工，妻子在家照顾孩子，和他的父母一起生活，妻子生完孩子后，他的母亲掌管了家里的财政大权，每花一分钱都得听她的。从那以后只有儿子一人享受特别待遇，吃喝都是新鲜的。妻子经常吃剩菜剩饭、过期食品，甚至发霉的米、面。

　　了解生活史后我豁然开朗，我们的检查结果是正确的。我明确告诉他，患者的病到今天这个地步可能都是陈旧大米、面粉等中的粉尘螨、腐食酪螨惹的祸。我开玩笑地说："你在外打工挣了钱，却不够妻子这么多年来的医药费，必须扔掉所有过期粮食。"

　　我们又给她做了过敏原筛查，结果显示新鲜玉米面、小麦面粉过敏原皮试呈阴性，粉尘螨呈"++++"（有伪足），户尘螨呈"+"；患者带来的过期小麦面粉、玉米面提取液皮试则呈阳性。为了进一步明确诊断，我们让护士从食堂买了一个馒头，患者进食后 1 小时内，无任何不适感。根据患者既往的过敏性鼻炎、严重过敏反应病史，过敏原筛查中血清过敏原特异性 IgE 检测显示尘螨为 6 级，过期小麦面粉中显微镜下可见尘螨，我们明确了诊断，患者是对尘螨过敏。

　　由于家庭生活比较困难，也不方便常来院就诊，我们给患者确定了如下治疗方案。

　　（1）吃新鲜、不过期的食品，保持生活环境卫生清洁。

　　（2）进行特异性免疫治疗，予粉尘螨滴剂舌下含服。

　　（3）应用免疫调节剂，发作期用药物对症治疗。

　　半年后复诊，患者身体状态良好，体重增加了 10 千克，偶有接触尘土出现鼻塞、流涕的情况，但症状较轻，未再出现过严重过敏反应。2 年后，患者的病情得到有效控制。

Tips 提　示

　　尘螨主要在室内的地毯、床上用品、床垫、毛绒玩具、衣物或谷类食品中滋生，最常通过吸入方式引起喷嚏、流涕、呼吸困难、皮疹，甚至晕厥等症状，极少通过食入方式诱发过敏反应，尤其是严重过敏反应。该患者就是由这种少见的食入方式诱发过敏反应，进食主食即发病，忌口主食即好转，非常符合食物过敏的诊断逻辑。但专业的过敏原筛查发现，患者的可疑食物过敏原全部呈阴性，尘螨却呈6级强阳性，检查结果与最初临床诊断严重不符。经再次询问患者的详细家庭生活史，发现患者长期进食被尘螨污染的陈旧或过期食物，多次在进食后20分钟左右出现严重过敏反应，符合尘螨过敏的诊断，最终排除了食物过敏的诊断，确诊为尘螨过敏，及时避免了误诊、误治可能导致的严重不良后果。因此，我们要警惕由陈旧谷类食品中的尘螨引起的过敏反应。

在南方，气温大于27 ℃和相对湿度大于70%的天气持续时间较长，这给食物中尘螨的繁殖提供了良好环境。因此，食用面粉应存放在阴凉避光处，最好存放在密封玻璃容器或密封塑料容器中，一旦过期就不能食用了。有条件的家庭可使用空气净化器进一步改善空气质量，定期清洁、消毒厨房、橱柜、储藏室，在室内进行深度清洁，目的是除螨、杀螨。远离陈旧谷类食品，远离尘螨过敏！

我帮她解除了困扰 30 年的"紧箍咒"

2005 年 3 月，36 岁的王女士看到了我在 CCTV–2《健康之路》节目做的现场直播后，专程从外地来找我看病。她见到我的第一句话是："王主任，求求你救我一命吧。"然后她继续说："我头痛 30 多年了，从记事开始就头痛，一开始只是每年发作 1 ~ 2 次，每次头痛 2 ~ 3 天，不吃东西就好转了。20 岁结婚后，头痛频繁发作，前些年 1 个月发作 3 ~ 4 次，甚至更多，而且头痛多发生在周日休息时，都在饭后 2 小时内发作。后来我周日不吃饭，只喝点水，这样就不发病了。这 10 年来，三天两头就头痛，没有规律，有时饭后加重，躺一两天，不吃东西后就慢慢好了。我去过多家医院就诊，但检查未见异常，最后中医诊断为癔症，到现在还是时常发病。

"没得头痛病的人，根本感受不到头痛所带来的痛苦，这一疼起来真是生不如死啊。王主任，头痛严重时，会伴腹痛、腹泻，还有尿失禁，哪儿也不敢去。我感觉平时头上就像戴着一个紧箍咒一样。我没做什么坏事，也不是孙悟空，为什么给我套上个这样的紧箍咒，快放过我吧。

我儿子 10 岁了，老师和同学们都知道他的妈妈老尿裤子，孩子为此都抬不起头来。"

根据既往病史，我们发现她自幼头痛都是发生在春节期间，那时候农村条件比较困难，过年才能吃上好东西，她也是过年的时候能够吃上猪肉白面饺子等，结婚后家里有吃饺子的习惯。我们怀疑她的病可能和这个习惯有关，而且她平时不吃白面基本不发病。初步分析她的病应该与食物有关，可究竟是哪种食物让她这么痛苦呢？

食物过敏原皮肤点刺试验 20 项的结果显示，小麦呈"++++"（有伪足）、猪肉呈"++"、芹菜呈"++"、大豆呈"++"，其余 16 项呈阴性。我们先让她忌口这 4 种食物，观察 2 周后复诊。

后来，她住到了北京的亲戚家，忌口的第 2 天，头还真不疼了。1 周后复诊，我给她确定了新的食谱，准备让她回家。她说："王主任，我想在这里一样一样地试吃，看哪种食物过敏最严重，这样你好帮我尽快解决。"她第 2 周（第 7 天）开始专门吃芹菜，连续吃了 3 天，没有反应。3 天后开始吃豆制品，当天出现头痛，第 2 天症状加重。缓解以后再开始吃猪肉，当天出现症状。最后吃小麦面粉也出现头痛症状，证实她的病与猪肉、大豆、小麦面粉有关，与芹菜无关，就是 4 种阳性食物中，3 种与她的病密切相关，我们就让她忌口这 3 种食物。

患者严格忌口 1 个月，病情好转，一直无复发。半年后我建议她从单一的致敏食物开始，用少量递增法进食。她担心再发病，彻底忌口，至今一直没有再发病，恢复了正常生活。

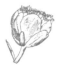

Tips 提 示

变态反应性疾病可累及全身多个器官和系统，临床表现复杂。食物过敏在日常生活中非常常见，当发现进食某种食物后出现症状、忌食后症状消失时，就要想到食物过敏的可能性。要注意详细记录食物日记，寻找可疑的致敏食物。应通过科学的过敏原筛查，请变态反应专科医生分析并做出正确诊断。

另外，食物过敏并不意味着必须终身禁食，在医生的指导下，症状消失后通过少量递增法，大部分人可恢复正常食谱。

头痛 12 年，病因何在

　　1985 年我在通辽工作期间，所做的变态反应相关工作得到了当地卫生系统一位领导的大力支持，他还帮我推荐了很多与过敏相关的疑难病患者。他本人患有过敏性鼻炎、花粉过敏，给我介绍的第一位患者是他的妹妹，她头痛 12 年，一开始偶有发作。头痛发作时会有头晕、恶心，有时还会视物模糊，每次发作 2 ~ 3 天便缓解。她尝试过多种治疗方法始终不见好转，就诊前 1 ~ 2 年发作较频繁，已严重影响她的工作、生活。

　　当时的过敏原筛查结果显示，患者对大豆、虾过敏。嘱患者忌口大豆、虾及相关食品，并进行组胺脱敏治疗 3 个月后，患者病情好转。半年后，患者尝试采用少量递增法分别进食这 2 种食物，2 年后恢复正常食谱。

Tips 提　示

　　变态反应性疾病是一种全身性疾病，可累及各个器官和系统，临床症状复杂。该患者发生的就是累及神经系统的过敏反应。当临床症状久治不愈且病因不明时，要记得排除过敏反应的可能性。

　　该患者已患病12年，是由本身患变态反应性疾病的亲哥哥推荐就诊的，这说明大众具有过敏的基本常识和意识非常重要。因此，应向大众大力推广变态反应性疾病的健康宣教，变态反应学科的发展势在必行，应引起全社会的重视。

查不出的疾病

2017 年 6 月的一天上午，一对中年男女相互搀扶着走进我们的诊室，两人都面黄肌瘦，眼神中透着焦虑，说话有气无力。男子看上去病情更重些，但电脑显示的就诊人是张某某、女。

"请给我爱人看病，因为我爱人这个病，我长期睡不好觉，也没心思工作，已经 3 个月没上班了，打算陪她最后一程。"男人说着流下了眼泪，"她过去啥病也没有，自从 2015 年得了这个病，眼看一天不如一天，瘦得皮包骨，没人样了。在多家医院检查，一直没有一个明确的结论，都是未见异常。这次来还是因为碰见您的一个过敏患者，他给我们说没准是过敏了，推荐我们找您看看。"

这位女性患者 48 岁，是一名地下室洗衣工人，平时居住在平房，室内养着花，爱吃酸菜、咸菜等腌制食品以及蘑菇等菌类食品，既往无特殊病史。之前体重为 75 千克，偏肥胖。2015 年 6 月，他们从楼房搬进长期无人居住的平房，当时房子有发霉的情况，夫妻俩打扫了 3 天卫生才住进去，但入住后患者感觉特别疲劳、乏力，伴轻微胸闷、食欲差，自觉是劳累过度所致。这些症状在梅雨季节会加重，收拾室内的花盆、上班时或是居家时症状也较重，6 个月后，患者体重下降了 5 千克。患者当时还很高兴，体重下降了，再也不用刻意减肥了。但同时她感觉胸闷略加重，偶有咳嗽，乏力症状也更明显了，而且不欲饮食，并有困倦感，想睡又睡不着，行步艰难，这才感觉自己可能生病了。

患者先到几家医院的呼吸内科做了相关检查，未见异常。又到 3 家医院的风湿免疫科进行了全身系统检查，仍未见异常。随后又到 2 家医院的神经内科做了各项检查，依旧是未见异常。最后到了 2 家肿瘤医院的内科就诊，怀疑是恶性肿瘤，又做了一遍全身系统检查。2 年来，CT、MRI 等影像学检查结果攒了厚厚的一摞，还先后做了 3 次 PET/CT 检查，还是未见异常，最后的结论是病因不清，每 3 个月复查一次。只有一项检验结果显示异常：总 IgE 为 1054.00 KU/L，其他均是未见异常。2 年来他们一直奔波在各大医院进行检查，各医院的检查项目也基本相同，患者在此期间未使用任何药物。在 2017 年怀疑肿瘤后，夫妻二人的精神都崩溃了，俩人经常抱头痛哭，不思饮食，就喝点小米粥、吃点咸菜，营养状况很差。为了增加营养，患者交替吃了灵芝孢子粉炖汤和冬虫夏草，但乏力症状更重了，甚至起床都困难，但到户外晒太阳时可略微缓解。

患者的丈夫说："检查2年了，能做的检查都做了，但查不出得的到底是什么病，也没有办法治疗。今天就是最后再试一试，尽了最大努力也就没有遗憾了。妻子一旦离世，我也不想活了，但我俩有个共同的心愿，儿子现在上大三了，如果妻子能再坚持一年，等儿子毕业，我们即使走了也能安心了。"

患者的病史总结如下。①患者从事地下室洗衣工作，工作环境潮湿、通风差，易滋生霉菌，上班时乏力症状较重。②患者居家时症状较重，阴雨潮湿环境、收拾养花土壤时症状加重。③室外空气质量良好，日光照射时症状有所减轻。④平时爱吃咸菜、酸菜等腌制食品以及蘑菇等菌类食品，食用灵芝孢子粉、冬虫夏草后乏力症状加重。⑤总IgE明显高于正常值。

为患者进行过敏原筛查，过敏原皮肤点刺试验结果显示链格孢霉呈"++++"、黑曲霉呈"+++"、总状毛霉呈"+++"；血清过敏原特异性IgE检测显示霉菌组合（产黄青霉/分枝孢霉/烟曲霉/白色念珠菌/链格孢霉/长蠕孢）16.80 KUA/L（3级）。

根据病史及检查结果，我们给出的诊断是霉菌过敏。这是一个比较特殊的病例，常见的过敏原引起了不常见的症状。

治疗：①建议移居到楼房居住，不再养花，勤开窗通风，保持室内清洁干燥，避免霉菌滋生；②忌口，做食物日记，少吃菌类食品和腌制食品，观察进食与症状的关系；③药物对症治疗，口服抗组胺药物和白三烯受体拮抗剂；④免疫调节治疗。

1周后复诊，患者症状明显好转。3个月后复诊，患者体重增加约10千克，开始进行霉菌特异性免疫治疗。6个月后复诊，患者恢复正常工作。经过2年多的特异性免疫治疗，症状得到有效控制，现在即使回到地下室工作，患者也不再发病。

Tips 提 示

　　霉菌是常见的过敏原，主要引起呼吸道和皮肤黏膜的症状，如鼻痒、鼻塞、打喷嚏、流涕、咳嗽、胸闷气短、呼吸困难、皮肤瘙痒、全身皮肤风团等，典型的症状容易诊断，医生都会想到筛查过敏原。本例以乏力为主要表现，呼吸道症状不太明显，患者还出现了体重迅速下降，临床上比较少见，往往容易被误诊。

　　剖析这位患者的工作环境、居住环境、饮食等诱发因素与症状之间关系，变态反应科的医师首先想到的可能是与霉菌过敏相关，进行过敏原皮肤点刺试验和血清过敏原特异性 IgE 检测，最终得出了明确诊断。通过规范的治疗，患者病情逐渐好转，摆脱了疾病的困扰。但非变态反应专业的医师面对这种不常见的过敏反应表现，往往容易误诊和漏诊。

这个病例告诉我们，作为医生详细询问病史是最重要的，还提示我们各学科之间加强学术交流及合作可以避免误诊、误治，做到正确检查、诊断和规范治疗。

视力严重下降的"罪魁祸首"

2021 年，一位 13 岁的男生来就诊，说自己从小经常眼痒、鼻痒、打喷嚏、流清涕，偶有干咳。家长一直以为孩子体质较弱，容易感冒。患者去年寒假帮父亲清理地下仓库后症状加重，开学前其母想让他的"感冒"快点好起来，带他到当地小诊所按普通感冒治疗，经输注青霉素 3 天，病情不见好转还加重了，而且患者出现轻微视物模糊的情况；于是转到当地大医院住院治疗，经输注头孢菌素类药物治疗 3 天仍然不见好转，双眼视力更是由 1.2 下降到 0.2；而后立即转诊到北京的医院，经过治疗症状终于控制住了，但双眼视力一直维持在 0.2。自患者入院，患者母亲经常给其吃蘑菇。患者回忆病史时提到，每次吃蘑菇都会出现腹痛、头痛，有时伴视物模糊。

了解完病史后，血清过敏原特异性 IgE 检测显示链格孢霉为 34.17 KUA/L（4 级）。嘱其忌口蘑菇及蘑菇相关的食品，给予霉菌特异性免疫治疗、口服抗组胺类药物和免疫调节治疗后，患者打喷嚏、流涕、咳嗽等症状明显好转。4个月后，患者的双眼视力从0.2恢复到了0.6。2022年春节期间，患者连续3天吃了小鸡炖蘑菇，第1天出现头晕、视物摸糊，以为是熬夜引起的。经充足休息，第2天症状好转，又吃了少量蘑菇。第3天只吃了一大碗鸡肉。由于过年，父亲劝患者喝了一碗米酒，结果不到半小时，患者就出现了头晕、头痛、恶心、呕吐、视物不清的情况，被紧急送往医院治疗。3天后检查视力发现，双眼矫正视力不足0.05，仅1只眼睛有微弱光感。后继续治疗了半年，未见好转，最终只能去读盲文学校了。

Tips 提 示

本病例出现了由霉菌和蘑菇等常见过敏原引起的罕见临床表现——视力下降，经忌口及相关治疗后，患者症状好转并趋于稳定。患者家长可能认为只吃小鸡炖蘑菇中的鸡肉，不吃蘑菇，就不会有问题，这种认识误区导致患者病情复发且加重，双眼近乎失明。

这提示我们：已明确过敏原后，应遵医嘱忌口。发生食物过敏，经忌口及相关治疗症状平稳后，不可自行恢复食用致敏食物，应在专科医师指导下，采用少量递增法逐步恢复，否则可能导致严重的后果。

作为一名变态反应科医生，每当我回想起这个 13 岁男孩，从自己给他看病到他去盲文学校的整个过程，就感到非常痛心。本病例中，基层医生由于对过敏性疾病认识不足，将过敏性鼻炎误认为感冒，导致病情延误。同时家长相关知识的缺乏更是导致患者视力出现不可逆的下降的关键因素。惨痛的结果，让一家人生活在痛苦之中。

对妻子的气味过敏

这个故事中的患者被诊断为霉菌过敏性鼻炎、霉菌过敏性哮喘已经 5 年了，一开始主要是鼻部的症状，后来发展成哮喘。患者经常在去过地下室或阴暗潮湿的地方（如淋浴室）以及路过垃圾场、垃圾箱后，出现症状加重的现象。经过 3 个月的特异性免疫治疗、霉菌环境预防和回避，症状明显好转，几年都没有的嗅觉也恢复正常，变得很灵敏，治疗效果让患者非常满意。

可是过了 6 个月，他到医院来复诊，取特异性免疫治疗针时，情绪特别不好，我问他："你哪里不舒服吗？"他说："王大夫，我一直想和您说，就是无法开口，我这病可能是治不好了。"我问："为什么？"他说："现在呀，我鼻子是好了，但又有了更严重的困扰，我发现这个病加重和我与妻子接触有关。我每晚都会闻到她身上有一种特殊气味，尤其是她先躺在被子里时，一掀被子就有一种气味，我马上就会出现咳喘、呼吸困难。妻子说我变心了，病好了，又刚升了职，开始嫌弃她了。我冤枉啊！尽管我们已经分居2个月，但我仍然希望家庭和睦，与她白头偕老。"

我让他带妻子到医院来，想知道是怎样的特殊气味让他哮喘发作。来到诊室后，我发现他的妻子身上的确有一种和普通人不一样的气味，但又不是腋臭和口臭，到底是什么呢？我问她："你身体有没有不舒服的地方，有什么疾病吗？"患者的妻子说："什么病都没有，但是我阴道总痒，分泌物多。"我说："那你治疗了吗？"她说："没有，就是每天洗一下，当时会好点，一会儿就又痒了，而且症状越来越严重。"经检查我发现患者妻子的阴道分泌物确实很多，我说："你这可能是念珠菌性阴道炎，到妇科对症治疗吧。"经过7天的治疗，他妻子的阴道炎症状好转了，白色豆腐渣样分泌物消失了，身上再也闻不到了那种特殊的气味了。

之后再见这位患者时他高兴地说："王主任，谢谢您，真没想到小小的念珠菌，险些毁了我们的家。"

Tips 提 示

　　白色念珠菌是真菌的一种，常引起女性念珠菌性阴道炎，该病最典型的症状是豆腐渣样白带及外阴瘙痒等。这位患者的妻子患有念珠菌性阴道炎，分泌物增多，散发异味，诱发患者哮喘。

　　患者本身患有过敏性鼻炎、过敏性哮喘5年，经特异性免疫治疗半年，病情已有好转，但受既往气道炎症反复发作的影响，气道黏膜抵御能力下降，气道处于高反应状态。当闻及异味或刺激性气味时，可诱发咳嗽，严重时会诱发哮喘发作。因此病史较长的过敏性鼻炎、过敏性哮喘患者，由于存在气道高反应状态，当出现冷刺激、异味和刺激性气味时，应注意做好防护。

霉菌致死

这是我的一位男性患者的故事。他 55 岁，患哮喘 5 年，平时喝酒后哮喘会加重。我们最终诊断为过敏性哮喘，于 4 月份给予了特异性免疫治疗。同年 5 月份患者去上海出差，正好遇上连续 3 天阴雨天，屋子比较潮湿。当时他入住酒店不到 10 分钟便接到朋友电话要求急见，此后他 3 天没有回酒店，期间房间也没有通风。3 天后，他于夜间返回酒店，一进屋就闻到了很浓的发霉气味，随后便感觉气短、呼吸急促，他打电话对妻子说自己感觉特别不舒服。妻子说："实在不舒服，就赶紧换家酒店，别住这里了"。他说："天快亮了，凑合着吧。"然而没过多久他便感到呼吸极度困难，于是迅速离开房间，但刚到电梯口就一头栽倒在地，窒息而亡，整个过程不到 5 分钟。当时保安通过监控发现了这个情况，立即拨打了 120，但仍错过了抢救时机。这位患者的死亡与当晚酒后回房间后吸入大量霉菌有关。

Tips 提 示

　　霉菌是一种常见的吸入性过敏原，霉菌容易在阴暗潮湿的环境中滋生。我国南方地区多雨潮湿，相较北方地区更利于霉菌的滋生。因此在相同的除霉（甚至不除霉）条件下，南方地区相较于北方地区室内霉菌的浓度普遍更高。

　　该患者本身患过敏性哮喘，对霉菌过敏，当时身处南方，正值阴雨天气，房间内潮湿发霉，霉菌的浓度应该是比较高的，且患者当日曾饮酒。吸入大量霉菌联合酒精的作用诱发了哮喘急性发作，最终导致死亡。

　　这一事例给予大家以下提示。①过敏性哮喘患者应避免饮酒，因酒精可刺激呼吸道黏膜中的感受器，通过迷走神经反射，导致支气管平滑肌收缩，诱发或加重哮喘。②吸入性过敏原诱发的哮喘，严重时可危及生命，过敏性哮喘患者应对自己的过敏原特性了然于心，时刻注意居住环境的过敏原控制和个人防护，及时规避发病风险。③特异性免疫治疗一般需要持续治疗 3 ～ 6 个月方能起效，该患者行霉菌特异性免疫治疗不到 2 个月，尚未起效，而患者自认为已开始特异性免疫治疗，感觉有了保护伞，反而忽略了对环境过敏原的控制和个人防护，最终失去了宝贵的生命。

后 记

　　一口气读完王学艳主任著的《我和变态反应的故事——过敏真相》一书，我感到心潮澎湃。本书虽然全是有关过敏的故事，但内容展开引人入胜，我们会不知不觉地跟着故事里的人物一起焦急、一起流泪、一起欢笑。全书一共50个故事，每一个故事都感人至深。实际上，王学艳主任治疗的每一位患者都有一个感人的故事。

　　细算起来，我和王学艳主任从相遇、相识到成为知已有18个年头。除了不计其数的采访外，我身边的很多人，包括我的家人、同事和朋友都是王学艳主任的患者。

　　当年，我的女儿鼻子不通气、憋闷半年多，不停就医却一直不见好转，后来还持续高热不退。孩子难受地跟我说："妈妈，我快要憋死了！"我急得心如刀绞。后来，我恰好在一次活动中遇到了王学艳主任，她知道后，让我赶紧带孩子去她的门诊看看。经过检查发现孩子竟然是对面粉、粉尘、芝麻等过敏。

在忌口和 2 年多的特异性免疫治疗后，孩子的症状完全消失，至今也没有复发。她救了我的孩子，就是救了我们全家，是我们全家的恩人。

还有一件事，我认识的一个女孩，因为脸上长满了"青春痘"，谈恋爱时男孩子说她难看就跟她分手了。我建议女孩去找王学艳主任看看这些"青春痘"是不是过敏引起的。女孩听取了我的建议，经过治疗，她脸上的"青春痘"消失了，露出原本美丽的容颜，后来顺利与一位更优秀的男士喜结良缘。

变态反应性疾病最令人痛苦的地方在于，如果找不到发病原因和过敏原，可能被病痛折磨数年甚至几十年，十分煎熬。不少患者一人生病，全家人揪心。但找到过敏原对症治疗后，患者很快会恢复健康。

一位高中生在高考前出现腹痛，原以为是胃部的疾病引起的，但是在上海看遍了消化科专家也未见好转。孩子回忆说："疼起来生不如死，眼睁睁地错过了高考。"孩子的父母从国外购买了价格昂贵的止疼药，也不见效。孩子因为疼痛难忍，不能上学、不能工作，天天在床上缩成一团，父母的心都碎了。后来朋友推荐他们到北京世纪坛医院看了王学艳主任的门诊，经过诊断，孩子对大米、虾过敏。他们每天都吃米饭，虾又是孩子的最爱，他们全家人根本没有想到这两种常见的食物竟然是孩子常年腹痛的"真凶"。找到了病痛的根源后，孩子不再食用引起过敏的食物，积极配合王学艳主任的治疗，很快就恢复了健康。令人非常欣喜的是，一年后，重获健康的小伙子，有了自己美丽的新娘，还去马尔代夫度了蜜月，如今他们的宝贝女儿都上小学了，他也有了一份很不错的工作，还当上了部门经理。小伙子多次激动地说："是王主任让我的人生有了翻天覆地的变化，让我拥有了现在的幸福，王主任不只是救了我，更是挽救了我们全家，是我们全家的大恩人！"

变态反应性疾病已是一种常见病、多发病，且发病率有逐年上升的趋势，严重危害着人们的身心健康，已被世界卫生组织列为 21 世纪重点防治疾病之一。但在日常生活中，变态反应性疾病并没引起人们的高度重视，很多人不知道，或者也想不到许多不适症状可能与过敏有关。看到医院门诊部"变态反应科"的牌子，不了解的人可能有一些不恰当的联想。王学艳主任告诉人们："变态反应就是我们常说的过敏，不要以为过敏只表现为皮肤红肿或发痒，它实际上可能引发全身性症状。比如过敏性鼻炎，很多人会将其误认为'感冒'，但其反复发作、久治不愈，其中 50% 的人可能发展成哮喘；再如，偏头痛、复发性口腔溃疡、咽痒、干咳、胸闷、不适、心慌、乏力，以及原因不明的腹痛、腹泻、皮肤瘙痒、面部反复起皮疹等症状，久治不愈时，也要考虑到可能和过敏有关，可去变态反应科门诊进行咨询、检查，明确病因后再做治疗，可能有意想不到的效果。"

查找过敏原与诊断变态反应性疾病的过程很像侦探办案，很多媒体朋友笑称王学艳主任是变态反应领域的"女福尔摩斯"。王学艳主任一生择一事，专攻变态反应性疾病的预防与治疗，不为繁华易匠心。如果您或您的家人、朋友正在面临缠绵不愈、找不到病因的疾病或与过敏有关的问题，王学艳主任的《我和变态反应的故事——过敏真相》可能会让您茅塞顿开，为您的就医之路点燃一丝希望。

赵红岩

中华医学会公共卫生学会媒体组委员
北京广播电视报记者
2023 年 10 月 12 日

本书撰写课题支撑

首都医科大学附属北京世纪坛医院"十四五"期间人才培养项目（领军人才）（2023LJRCWXY）

中国国家铁路集团有限公司科技研究开发计划（N2022Z015）

鄂尔多斯市科技计划"揭榜挂帅"项目（JBGS–2021–006）

封面图为黄花蒿花粉的扫描电镜图片（经艺术处理）

　　蒿属花粉是秋季主要的室外过敏原，致敏性强，常引起过敏性鼻炎，严重者伴有喘息。在花粉散发高峰期，患者若接触大量蒿属花粉，有死亡风险。

　　对蒿属花粉过敏的患者，也可能会对某些水果和蔬菜过敏，如桃、芒果、荔枝、西瓜、芹菜、胡萝卜、西芹、茴香、香菜、芥末等。

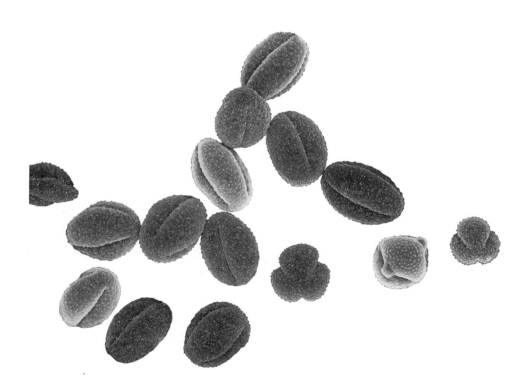